# 健康診断
# その「B判定」は見逃すと怖い

奥田昌子



青春新書
INTELLIGENCE

## はじめに　「B判定」の今ならまだ間に合う！

健康診断の結果を気にする人が増えています。こうやって本書に手を伸ばしてくださったのも、その表れでしょう。健診医として、嬉しく、頼もしく思っています。

しかし、そんな皆さんも、経過観察の「B判定」となると、「まだ大丈夫」と安心してしまうようです。C判定（再検査・要精密検査）やD判定（要治療）がつけば、病院に行くよう指導され、嫌でも日頃の生活習慣を見直すようになります。しかしB判定は「病気ってわけじゃない」と、ついつい油断しがち。ここが怖いところなのです。

私はこれまで20年にわたり、のべ20万人以上の人間ドックならびに健康診断をおこなってきました。また、内科医として病院で多くの患者さんを診察してきました。そんななかで、

「健康診断のB判定こそが、病気になるかならないかの境界線」

と考えるようになりました。ほとんどの人は、病気を発症する前に、B判定という形で予兆があるからです。

本書のなかで詳しく述べますが、健康診断では、B判定が1つだけの人も、3つある人

も、総合判定がBになります。しかし、これはちょっとおかしいのです。B判定がいくつか重なれば、脳梗塞や心筋梗塞などの重い病気の危険がそれだけ高まります。

また、B判定には、「隠れ糖尿病」「隠れ高血圧」など、さまざまな顔をした病気や、その予備軍がまぎれこんでいます。その結果、数年後には、B判定のうち4人に1人が本物の糖尿病に、2人に1人が高血圧に移行することがわかっています。

それどころか、B判定のなかには、C判定より深刻で、すぐ手を打たなければならないケースもあるのです。

経過観察という言葉が示すように、B判定であれば、病院で詳しい検査を受けるよう指示されることはありません。しかし、仮にB判定を維持していても、体内では病気が確実に進行します。それを食い止めるのは今です。

本書は、このような怖いB判定を見逃さず、効果的に経過観察するコツと、B判定をA判定に戻すための健康法について、診察室での実際の指導内容をもとに解説したものです。受診者さんの実例や、頻繁《ひんぱん》に受ける質問も盛り込みました。目から鱗《うろこ》の情報がきっと見つかります。皆さんが本来の健康を取り戻す助けとなれば幸いです。

# 健康診断　その「Ｂ判定」は見逃すと怖い◆目次

## 第1章

# 4人に1人が糖尿病に、2人に1人が高血圧に！
# 「B判定」でも安心できない、これだけの理由

## 第2章

## がん、脳卒中、心筋梗塞…病気の予兆を見逃すな！

# 知らないと怖い！　3つの危ない「B判定」

第3章

# コレステロール、血糖、血圧…気になる数値を「A判定」に戻す方法があった！

## 第4章

### 今の自分に必要な検査がわかる！

# 病気にならない健診の受け方、活かし方

著者エージェント　アップルシード・エージェンシー
本文図版・DTP　ハッシィ

【本書における健康診断に関する記載について】

健康診断や人間ドックの判定区分は統一されておらず、医療機関によって異なります。会社で健康保険組合に入っている人は、A判定（異常なし）、B判定（経過観察）、C判定（再検査、要精密検査）、D判定（要治療）の4段階で判定されることが多いようです。そのため本書でも経過観察をB判定と表記することにします。

データの単位は以下のように記載します。

・血圧：ミリメートル水銀柱（mmHg）→ミリ
・脂質系、血糖、尿酸：血液1デシリットルあたりのミリグラム数（mg／dL）→ミリグラム
・血色素《けっしきそ》（ヘモグロビン）量：血液1デシリットルあたりのグラム数（g／dL）→グラム
・肝機能系：1リットルあたりの単位数（U／L）→単位

このうち肝機能の指標となるGOTとGPTは、国際命名基準にもとづいてASTとALTと表記することが増えています。そのため本書ではAST（GOT）、ALT（GPT）と記載します。同じくアルコールとの関係で有名なγ《ガンマ》-GTPもγ-GTと表記するようになっていますが、こちらはまぎらわしいので、これまでのようにγ-GTPとします。

# 第 1 章

4人に1人が糖尿病に、
2人に1人が高血圧に！

# 「B判定」でも安心できない、これだけの理由

## ◆B判定は病気になるか、ならないかの境界線

本書を手に取ってくださった皆さん。前回の健康診断の結果はいかがでしたか。いくつか経過観察の判定がついていて、ちょっとがっかりした人もいれば、気をつけていても、なかなかA判定にならず、いやになった人もいるかもしれません。

それにしても**「経過観察」という微妙な「B判定」**、なんとかしてほしいと思いませんか。「異常なし」が理想なのはあたり前として、そうでないなら、いっそ「要精検」にしてくれれば病院に行くものを、経過を観察しろなんていわれても困ります。この経過観察、いったい誰が、何を、どうやって観察しろというのでしょうか。

B判定の意味がつかみづらいからか、結果表をもらった人の反応はたいていこんな感じです。

「Bか。健診の前の日に子どもと遊んで疲れてたからしょうがないな」

「あのとき10時までに健診受けてっていわれて、走っていったから血圧上がっちゃった」

それだけが原因ならよいのですが。

なかには、

「よかった！　ぎりぎりセーフ。Bなんだから病気ってわけじゃない。来年がんばろう」

と、とことん前向きな人や、

「Ｂ判定ってことはＡ判定とＣ判定の真ん中くらい。じゃ、次はＡ判定かも」

と、サイコロの目か何かと勘違いしている人もいます。はては、

「これねえ、孫のストレス。学校に上がってくれれば治ると思う」

独自に診断して見通しまで語ってくれる人も。

こうしてそれぞれ納得すると、結果表をたたんで引き出しにしまい込み、すぐに忘れてしまいます。総合評価のところに「生活習慣を修正しましょう」と書いてあっても、具体的に何をしたらよいかわからないし、他人事のような気がして本気になれない。たぶん、そんなところだろうと思います。

もちろん、Ｂ判定があったからといって、取り乱したり、落ち込んだりする必要はありませんが、それにしてもＢ判定をちょっと勘違いしている人が多いようです。経過観察という言葉もよくないですね。素直に考えると、どこかで追加の検査を受けて、数値の推移を見ればよいのかと思ってしまいそうです。実際に、

「春の健診で経過観察っていわれたから、秋に人間ドックを受けました」

と誇らしげに結果表を持参する人がときどきいます。見ると、前回の健診結果と同じと

ころにB判定がならんでいます。B判定にご自分なりに対処されたのは立派です。でも、ちょっと違うのです。

検査をどれだけ繰り返してもB判定がC判定に変わるのは時間の問題でしょう。あなたは病気に向かってゆっくり進むベルトコンベアに乗っています。自覚症状があろうがなかろうが、ベルトコンベアを止めることはできません。残酷なようですが、これが現実です。ここで必死になって軌道修正をはかるかどうかが運命の分かれ道だということです。

## ◆B判定の陰で、ひそかに病気は進行している

「B判定だった頃に手を打つことはできなかったのかな」

患者さんを診察していて、こんな気持ちになることがあります。残念ながら、生活習慣病で治療を受けている人の大部分にいえるかもしれません。B判定、C判定と進んでも「まだ大丈夫」と考えてしまう人が少なくないのは、A判定だった頃と体調が変わらないように感じるからでしょう。しかし病気は止まってくれません。今この瞬間も一歩一歩悪化の道を歩んでいます。たとえば血糖値がA判定の人のうち、5年以内に糖尿病と診断されるのは200人に1人です。このうち、ぎりぎりA判定という人にかぎると15人に1人。そ

して**B判定の人は４人に１人が糖尿病を発症します**。A判定からB判定になるあいだに発症率が50倍高くなるのです。

ここで行動を起こすかどうかで明暗が分かれます。

「亡くなった祖父が糖尿病だったみたいだから、ちょっと心配です」

というのは、30歳になったばかりの受診者さん。ぽっちゃり体形の男性で、郊外にある部品メーカーに勤めています。減量を中心に食事と運動に関する助言をしたところ、男性は2、3カ月おきに近所の内科で血液検査を受けながら自転車通勤を始めました。1年で体重は7キロ減少。その後はA判定に近い数値を維持しており、ときどきA判定も出るようになっています。

これに対して、同じように指導しても、

「糖尿病ってのどがかわいたり、尿が甘いにおいがしたりするんだろう。別にそんなことないし、そんなに太ってないし、ピンとこないなあ」

と口をとがらせる受診者さんは、残念ながらほぼ確実に数年以内にC判定に移行していきます。始まりは同じB判定でも、助言を真剣に受けとめて努力した受診者さんはA判定に、何も対策を取らなかった受診者さんはC判定になるということです。

生活習慣病は自覚症状がはっきりしません。テレビの情報番組や、健康に関するインターネットサイトでは、高血圧だと頭痛や肩こりが起きるとか、疲れやすくて皮膚が黄色っぽい人は肝臓病のおそれがある、という具合に、病名と症状を単純に結びつけて説明することがよくあります。しかし実際には、体の痛みやかゆみのようにわかりやすい症状はなく、薬を使って数値が下がって初めて、

「あれ？　最近、起きたときに頭がすっきりしてるな」

「なんか体が軽くなった気がする」

といったように、以前の状態とくらべて、ああ、あれが症状だったんだと気づく程度です。

ところが、情報番組の説明を頭から信じ込んで、

「健診で血圧高いっていわれたけど、自覚症状がない。あの数値がおかしい」

「自分の体は自分が一番わかる」

などといい張る受診者さんが少なからずいて、指導に手を焼きます。

健康に関心を持つのはよいことです。しかし、誤った知識に振り回されるのは逆効果でしかありません。C判定になってしまった受診者さんが、もしも、
・自覚症状ははっきりしない

・腹囲が基準値を少し超えるくらいでも糖尿病は起きる

と、正しく認識していたら、きっと違う行動を取っていたでしょう。

### ◆食後高血糖でもＢ判定の「隠れ糖尿病」

健診で血糖値がＢ判定だった人に特に気をつけてほしいのが**「隠れ糖尿病」**です。すでに糖尿病になっていても、食後にだけ高血糖になる人がいます。そのため健診で空腹時に採血するとＢ判定にとどまり、見逃されてしまいます。

しかし次回の健診を待つあいだにもインスリンの機能は低下を続け、高い濃度のブドウ糖によって全身の血管がボロボロになる糖毒性という現象も静かに進行します。また、このように**食後高血糖を示すタイプの人は心臓病になりやすく、糖尿病でない人とくらべて心筋梗塞の発症率が２倍になる**という報告もあります。

それなら、空腹、満腹の影響を受けないＨｂＡ１ｃ《ヘモグロビンエーワンシー》を調べれば隠れ糖尿病を見つけられるのでは？　と思うかもしれませんが、残念ながらＨｂＡ１ｃは万能ではありません。隠れ糖尿病や、健診でＢ判定ぐらいの予備軍の段階ではＨｂＡ１ｃの数値が正確でないことがあるのです。

実際に、血糖値もHbA1cもA判定とB判定の境目くらいで、尿検査の尿糖だけ陽性だった受診者さんがいました。本人の希望もあったので、念のために詳しい検査を受けてもらったところ、隠れ糖尿病と判明しました。

HbA1cにはこのような弱点があるので、日本糖尿病学会による糖尿病の診断基準では、HbA1cがいくら基準値を超えても、血糖値が基準値を超えないかぎり、糖尿病と診断できないことになっています。ただし、数値の変化を定期的に検討するための目安としてなら、予備軍の人でもHbA1cを十分活用できます。

## ◆自覚のない「隠れ高血圧」で動脈硬化が進む

さて、静かに進行するのは糖尿病だけではありません。高血圧もそうです。**血圧がB判定だったのに同じ生活を続けている人を何年かにわたって観察すると、その約半数が治療が必要な高血圧に移行します。**

例のベルトコンベアを思い出してください。また、血圧が高い状態が続くと血管や心臓に負担がかかり、自覚症状がないまま動脈硬化が進んで、脳梗塞、脳出血などの脳血管障害、そして心筋梗塞、心不全、不整脈などの循環器疾患が起きやすくなります。

## 図表1　血圧と死亡率および脳血管障害発症率・循環器疾患発症率の関係

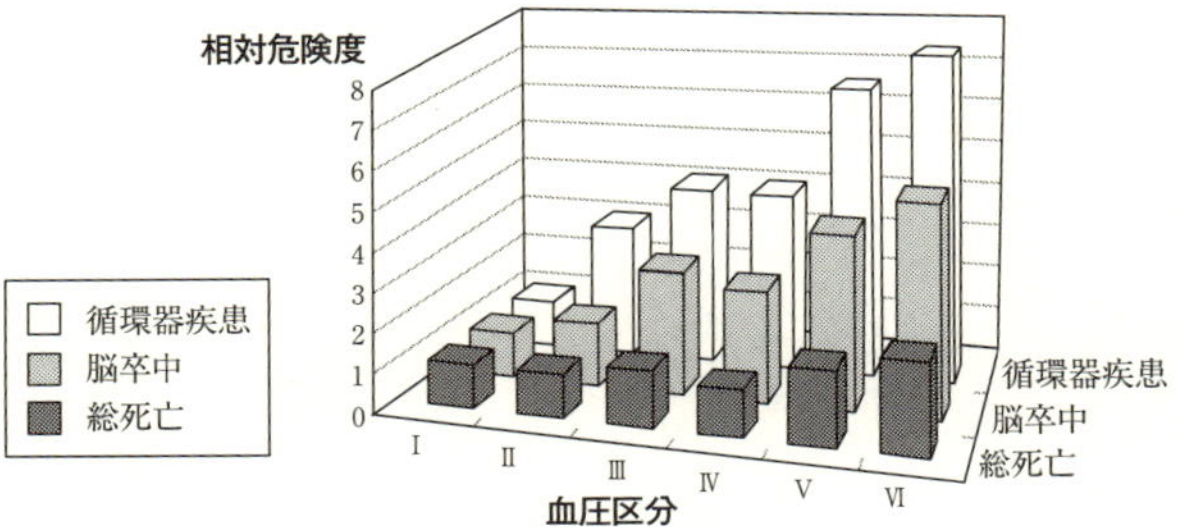


**I：至適血圧　120/80ミリ未満**　　**IV：軽症高血圧　160/100ミリ未満**
**II：正常血圧　130/85ミリ未満**　　**V：中等症高血圧　180/110ミリ未満**
**III：正常高値血圧　140/90ミリ未満**　　**VI：重症高血　180/110ミリ以上**

(NIPPON DATA Research Group. Impact of elevated blood Pressure on mortality from all causes. cardiovascular diseases,heart disease and stroke among Japanese:14year follow-up of randomly selested popularion from Japanese --Nippon Data 80.J Hum Hypertens 2003;17:851-857. より)

縦軸は相対的な危険度、横軸は血圧で、血圧の高さで参加者を６つのグループに分けて比較。血圧が高いグループほど死亡率が上がり、脳血管障害と循環器疾患が増える傾向が見られる

図表１は、ＮＩＰＰＯＮ　ＤＡＴＡ80という研究の一環として、30歳以上の日本人男性約１万人を14年間観察して得られたデータです。収縮期血圧（いわゆる上）が１２０ミリ未満で拡張期血圧（いわゆる下）が80ミリ未満の至適血圧から、収縮期血圧１８０ミリ以上もしくは拡張期血圧１１０ミリ以上の重症高血圧まで、血圧の高さにもとづいて参加者を６つのグループに分けたうえで、死亡率と、脳血管障害（脳卒中）の発症率、循環器疾患の発症率の３つの項目について比較しました。

　すると、血圧が上がるにつれて３項目すべての危険が高まる傾向がはっきり認められました。健診でB判定の人は、この図でいうとⅣ、収縮期血圧160ミリ未満で拡張期血圧100ミリ未満の軽症高血圧に相当します。血圧が正常な人とくらべると、すでに死亡率も発症率も上がっていますね。

そして血圧にも**「隠れ高血圧」**があります。健康診断や病院の診察室で測定すると正常なのに、それ以外の場所で測ると高い数値がばんばん出るのです。正常の仮面をかぶっているように見えることから、この状態を「仮面高血圧」と呼んでいます。仮面高血圧には種類があり、そのうち最も多いのが朝起きたときに血圧が高い早朝高血圧です。

誰でも昼間活動している時間帯は血圧が上がり、夕方から夜にかけて下がって、明け方から上がり始めますが、早朝高血圧の人は、朝の血圧の上がり方が急激なのだと考えられています。ただでさえ、起床時間にあたる早朝から午前中は脳血管障害や心筋梗塞、狭心症が多発する魔の時間帯といわれています。早朝に血圧がいきなり上がる早朝高血圧は非常に危険なので、できるだけ早く見つけなければなりません。

最近、おこなわれるようになってきたのが24時間自由行動下血圧測定検査です。専用の小型血圧計を身につけていつもどおりの生活を送るだけの検査で、15〜30分おきに自動的に血圧を測定し、記録します。職場にいるときや寝ているときを含めて、通常の血圧測定ではわからない時間帯の血圧を測定でき、仮面高血圧の診断に役立ちます。

　この仮面高血圧と対照的なのが、家で測ると正常なのに、医療従事者の前だと血圧が上がる**「白衣高血圧」**です。こういう受診者さんは1回測って高い数字が出ると「これはおかしい」と何度も測りなおしてもらい、医療機関の側も2、3回測定したうえで最終的な数値だけを受診表に記入することが多いようです。基準値まで下がればA判定にすることすらあるようですが、これって、どうなのでしょう。最初高かったのはちょっと緊張していただけだ、最後の数字が本当の血圧だ、と安心してよいのでしょうか。

　いえいえ、これが大問題なのです。健診や医療機関でだけ血圧が上がる白衣高血圧の人を6年間にわたって観察したところ、調査によってばらつきがあるものの、30～80パーセントが本物の高血圧になったと報告されています。白衣高血圧といっても、一時的に血圧が上がるのは診察室だけではないのでしょう。仕事が忙しいとき、ストレスがたまったとき、疲れているとき、タバコを吸ったときなど、ちょっとした刺激が引き金になって血圧が1日に何度もはね上がっていると思われます。

　つまり**白衣高血圧は血圧が不安定になり始めている証拠で、高血圧の予備軍**だということです。こういう人は糖尿病を発症しやすいという指摘もあり、決して軽視することはできません。

健診で血圧を測りなおした場合は、最終的に基準値まで下がったとしても一律にB判定にするほうがよいのかもしれません。現在のところはそういう決まりになっていないので、1回目が異常に高かった人には数値をメモ書きで渡し、病院を受診して調べてもらうよう指導しています。自宅で血圧を測るときの注意点は第4章をごらんください。

さて、隠れ糖尿病、隠れ高血圧があれば、**「隠れ脂質異常症」**もあります。正確には食後脂質異常症または食後高中性脂肪血症といい、空腹時に採血するとB判定程度の中性脂肪の数値が食後にだけとんでもなく上がるものです。そして次の食事までにだらだら下がって、また急上昇します。

つい先日も40代前半の受診者さんで、それまではA判定かB判定だったのに、いきなり1300ミリグラムという大変な数字が出た人がいました。300ミリグラム以上で再検査、要精検ですから、とんでもない数字です。ちょうど数値が急上昇したタイミングで採血したので発見できたということでしょう。

**食後高中性脂肪血症の人は、健康な人とくらべて心筋梗塞をはじめとする心臓病が3倍**

**起きやすい**ことがわかっています。遺伝が関係することもあるため、家族に心筋梗塞や脳梗塞を発症した人がいる場合は、中性脂肪がB判定でも病院を受診して、検査を受けておくほうがよいでしょう。

## ◆「B判定がいくつあってもB判定」という大問題

健康診断ではひとつでもB判定があると総合判定がB判定になります。ほとんどがA判定でぽつんとB判定がある人も、A判定がひとつしかなくて残りはB判定という人も総合判定は同じです。これも問題ではありますが、もっと大きいのは、**いくらB判定でも、いくつか重なるとC判定より怖い場合がある**ということです。その代表がおなじみのメタボリックシンドロームです。

2008年4月から特定健康診査・特定保健指導、略して特定健診が始まりました。別名メタボ健診といえばピンとくるでしょう。

「ああ、腹囲を測るあれか」

そのとおり。あれです。といっても腹囲を測るのが目的ではなく、40～74歳を対象に、メタボリックシンドローム、別名内臓脂肪症候群の予防と早期発見を目的としておこなわれています。メタボリックシンドロームの診断基準は、「内臓脂肪の蓄積に加えて、高血糖、脂質異常症、高血圧のうち2つ以上あてはまる状態」となっています。この診断基準は、日本動脈硬化学会、日本糖尿病学会、日本高血圧学会、日本肥満学会、日本循環器学会、日本腎臓病学会、日本血栓止血学会、日本内科学会が合同で検討を重ねて決めました。腹囲の基準値に加えて、脂質、血圧、血糖のうち2つ以上の項目が基準値を超えるとメタボリックシンドロームと診断されます。どれかひとつだけ超えたら予備軍です。

では、その基準値とはどれくらいでしょうか。図表2を見てください。なんと、脂質、血圧、血糖は、B判定ならすでに基準を超えているのです。そのため、たとえば男性で腹囲が87センチあって、血圧と血糖がB判定だったら立派なメタボリックシンドロームということです。現在では、男性の2人に1人、女性の5人に1人がメタボリックシンドロームか、その予備軍と考えられています。

こうやってわざわざ新しい健診を始めるほどメタボリックシンドロームが危険視されているのには理由があります。「血糖値がちょっと高い」「血圧が高め」というB判定程度の異常でも、いくつか重なることで動脈硬化が急速に進み、心臓病や脳血管障害の危険が高

## 図表2　メタボリックシンドロームの診断基準

| | | |
|---|---|---|
| 腹腔内脂肪蓄積 | | |
| | ウエスト周囲径 | 男性≧85センチ<br>女性≧90センチ |
| | （内臓脂肪面積　男女とも≧100平方センチに相当） | |

上記に加え以下のうち2項目以上

| | | |
|---|---|---|
| 血清脂質 | 高トリグリセライド血症 | ≧150ミリグラム |
| | かつ/または | |
| | 低HDLコレステロール血症 | ＜40ミリグラム（男女とも） |
| 血圧 | 収縮期血圧 | ≧130ミリ |
| | かつ/または | |
| | 拡張期血圧 | ≧85ミリ |
| 血糖値 | 空腹時高血糖 | ≧110ミリグラム |

（日本内科学会、日本動脈硬化学会など8学会による合同基準）

脂質、血圧、血糖は、B判定ならすでに基準を超えている

まるのです。

　会社勤めの12万人を対象に、メタボリックシンドロームで心臓病の発症率がどのくらい上がるか調べた結果を図表3に示しました。肥満、脂質異常症、高血圧、高血糖のうち3つないし4つそろうと、ひとつもあてはまらない人とくらべて心臓病の危険がなんと31倍！　高くなります。一つひとつはB判定でも、重なることでこんなに怖いことになるのです。

　内臓脂肪はおなかの内臓のまわりにつく脂肪で、特に男性に多く見られます。内臓脂肪から分泌される物質が血糖値を上げ、動脈硬化をうながし、血圧を上げ、血管のなかに血のかたまり（血栓）をつ

## 図表3　メタボリックシンドロームと心臓病発症率の関係

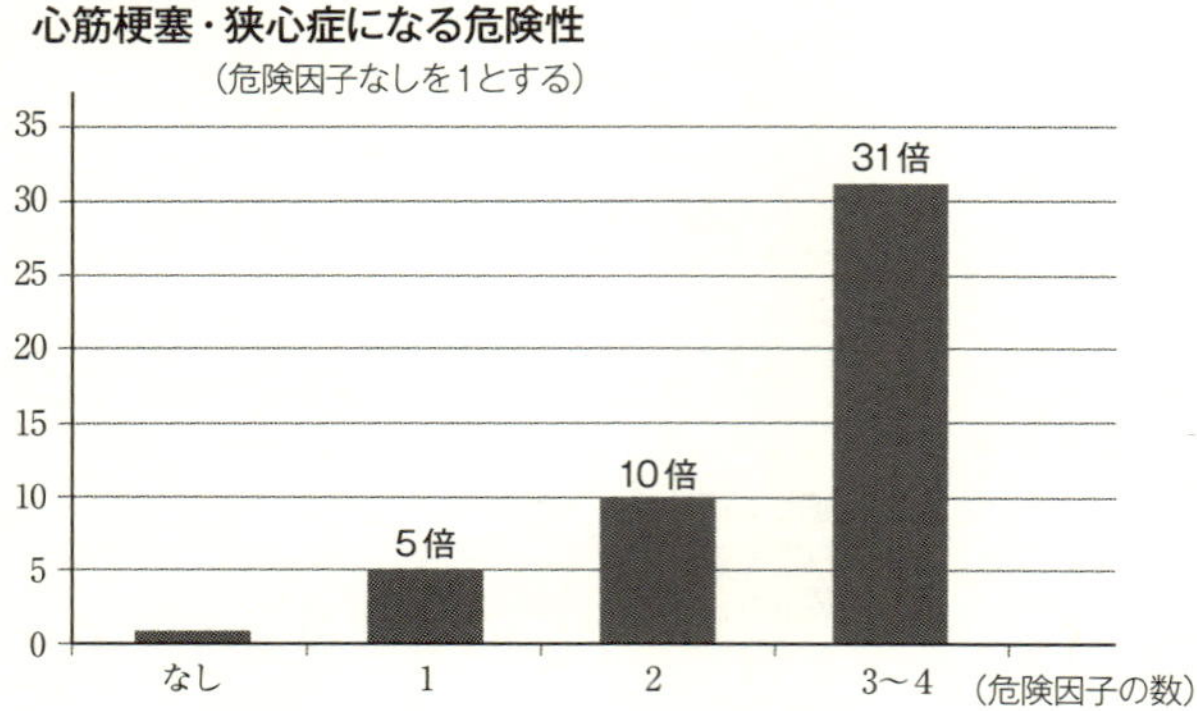


（厚生労働省作業関連疾患総合対策研究班：Jpn Circ J, 2001;65:11-17 より）

横軸は肥満、脂質異常症、高血圧、高血糖のうち、いくつあてはまるかを示している。一つひとつはB判定でも、重なることで心臓病の発症率が 31 倍も高くなる

くって脳梗塞、心筋梗塞を招くので、メタボの危険を解消するには内臓脂肪を減らすことが欠かせません。

### ◆血糖B判定で〝3つのがん〟の発症率が上がる！

B判定がひとつだけでも油断はできません。ストレスや睡眠不足、かたよった食生活、急激な温度変化などで病気の階段をかけ上がってしまうことがあるのです。

**血糖値がB判定の人に気をつけてもらいたいのがペットボトル症候群です。**決してめずらしい病気ではなく、先日もこんな事件がありました。

私が勤務する健診センターで毎年健診を受けている受診者さん。ロングヘアが似合う30代後半の女性です。健診の予約が突然キャンセルになり、どうしたのかと思っていたら２カ月後にこわばった表情であらわれました。

この女性は前回の健診でＨｂＡ１ｃがＢ判定だったので食生活の指導をしました。本人の話によると、その後、あれこれ気をつけて体重を少し落とし、夏に入ってからは体によさそうだからと野菜ジュースを飲み続けていたそうです。これで次回の健診はばっちり、と楽しみにしていたのに、次第に体が重くなり、息切れもするようになりました。

９月のある日、仕事を休んで病院に行ったところ待合室で動けなくなり、気がついたらベッドの上だったそうです。血糖値が４００ミリグラムあって、診断は急性糖尿病。そのまま入院してインスリン治療を受けました。現在も血糖降下薬を飲みながら通院を続けています。病院の先生にペットボトル症候群だろうといわれたようですが、本人は半信半疑です。

「サイダーとかスポーツ飲料をがぶ飲みしたとかじゃないんです。野菜ジュースなんです」

ペットボトル症候群は、清涼飲料水など糖分を多く含む飲料を大量に摂取することで血糖値が急上昇して起こります。通常の糖尿病より症状が重く、血液中にケトン体という有害物質がたまると昏睡状態に陥り、最悪の場合は死亡することもあります。

一般的な炭酸飲料500ミリリットルには糖分が50グラム入っています。これは1本5グラムのスティックシュガーなんと10本分。またスポーツ飲料500ミリリットルにはスティックシュガーが4~6本分入っており、これらの清涼飲料水を1日に2~3リットル飲むことで一気に血糖値が上がって発症します。

では、この女性が飲んだ野菜ジュースはどうでしょう。商品によって違いはありますが、100ミリリットルあたり20~30キロカロリーのことが多いようです。あいだを取って25キロカロリーとすると500ミリリットルのペットボトルで125キロカロリー。これは代表的なスポーツ飲料のカロリーとまったく同じです。

暑い時期だったこともあり、この女性は野菜ジュースを水代わりに毎日2リットル近く飲んでいました。これはさすがにやりすぎです。野菜や果物にはビタミン、ミネラル、食物繊維が豊富に含まれている一方で、カロリーがあり、血糖値も上がります。人間の体が1日に吸収できるビタミンやミネラルの量には限度があるので、大量に飲んでも有効成分の大部分がそのまま排泄され、血糖値だけが上がっていった可能性があります。

ペットボトル症候群は、40歳以下の肥満気味の男性に多いものの女性にも発症し、糖尿病の予備軍や、血縁者に糖尿病の人がいる場合になりやすいことがわかっています。予備軍といっても、ＨｂＡ１ｃが５・６パーセントを超えればペットボトル症候群が起きてもおかしくないとされています。Ｂ判定で突然死もありうるということです。

**血糖については他にも怖い話があります。Ｂ判定程度の予備軍であってもがんの発症率が上がるのです。**糖尿病患者さんは糖尿病でない人とくらべて、大腸がん、肝臓がん、膵《すい》臓《ぞう》がんなどを１・５～４倍発症しやすいといわれています。

日本人３万人を対象に、ＨｂＡ１ｃと、各種のがんが発生する危険度の関係を調査したところ、ＨｂＡ１ｃが６・０パーセントを超える頃から、がんが発生する危険度が直線的に上がることがわかりました。６・０パーセントというと、健診ならＢ判定です。

図表４の上のグラフを見てください。これは大腸がんについて調べたものです。では、下のグラフはどうでしょうか。こちらは肝臓がんに関する調査結果です。ＨｂＡ１ｃが５・０パーセント未満の人の危険度が高くなっていますね。これは、ＨｂＡ１ｃの性質に関係があると考えられています。肝臓がんになりやすい肝硬変などの状態では、実際は血糖値が高くてもＨｂＡ１ｃの数値が低く出ることがあり、正確な結果が得られにくいのです。この部分をのぞいて考えると、大腸がんと同じ傾向が見られます。

## 図表4　HbA1cと、がんの発症率の関係

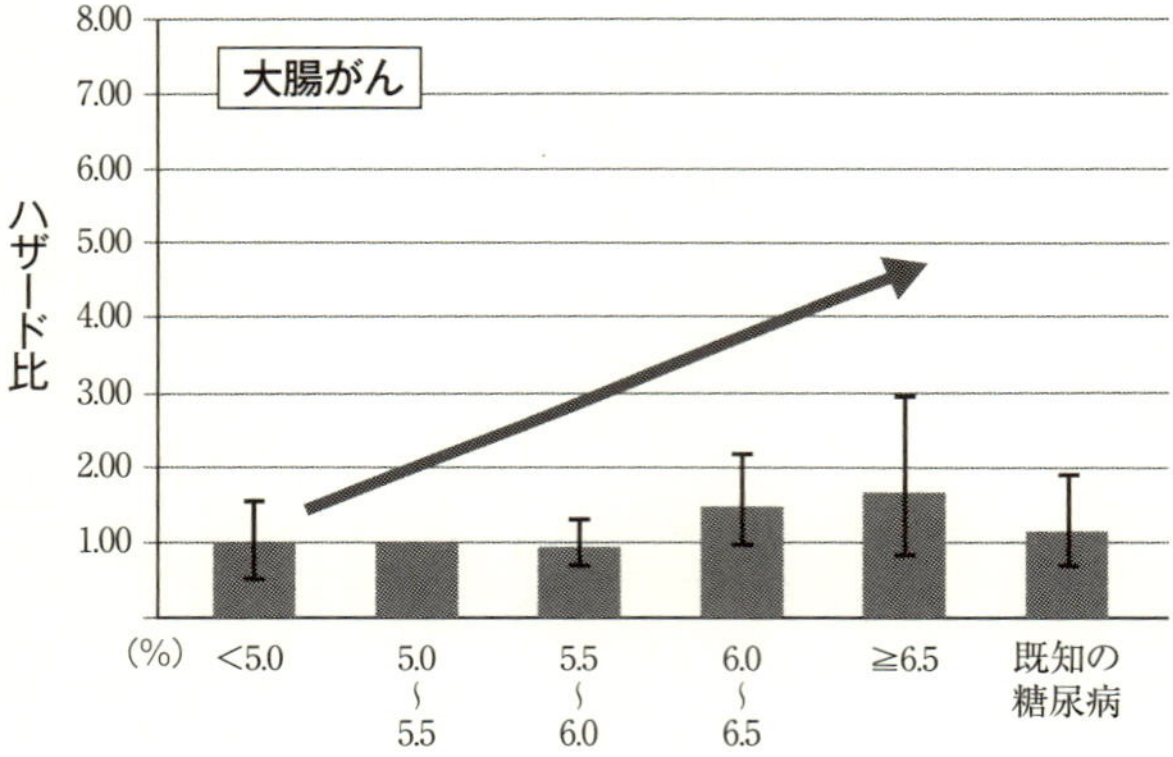


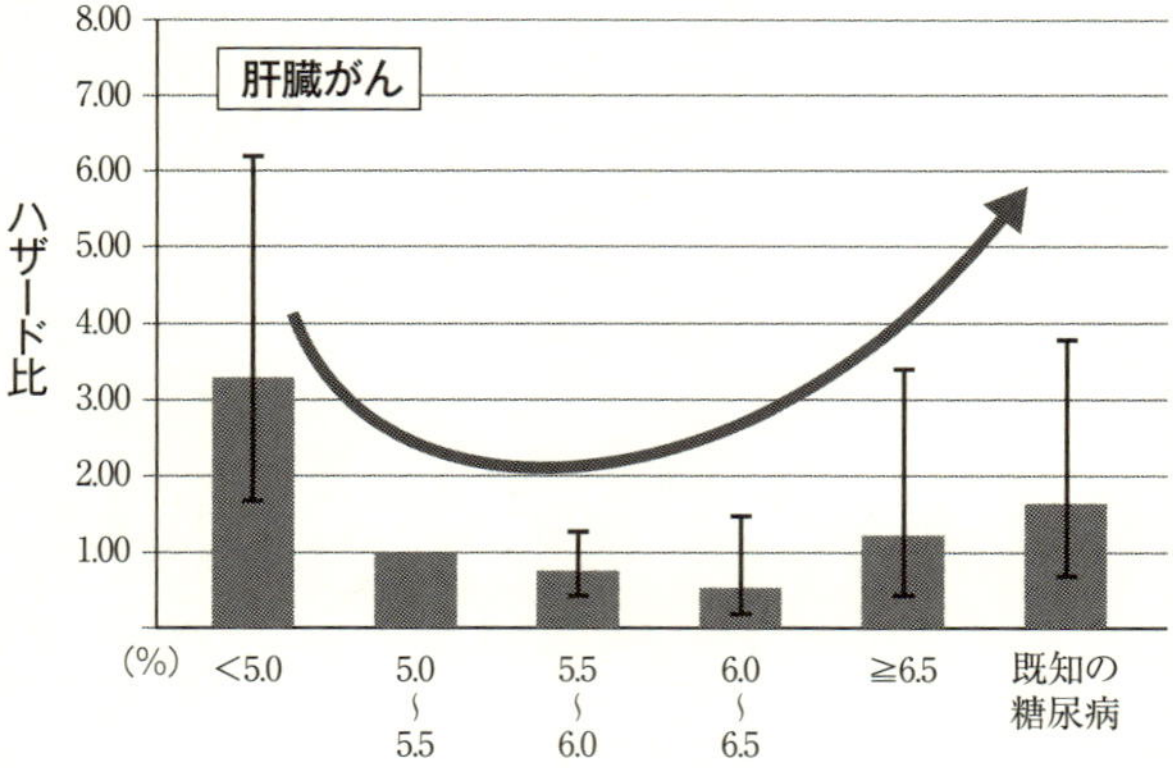


（国立がん研究センター 予防研究グループ JPHC Study より）

縦軸は、がんが発生する危険度、横軸が HbA1c の数値。HbA1c が6.0%を超える頃から、がんが発生する危険度が直線的に上昇することがわかる

このように血糖値の上昇ががんの発生と関係することから、日本糖尿病学会と日本癌学会は合同で、適切な食事と運動、体重管理、禁煙、節酒などの生活習慣の改善によって、糖尿病だけでなく、がんを予防できる可能性があるという報告書をまとめています。

### ◆ちょっとしたきっかけで一気に血圧が上がることも

血圧にも同じことがいえます。**B判定の人は血圧が不安定になり始めているので、強いストレス、急な気温の変化などをきっかけに血圧がはね上がり、激しい頭痛やめまい、心臓がどきどきする動悸《どうき》におそわれることがあります。**

月曜の朝早く、心配そうな顔をした奥さんにつきそわれて40代前半の男性が来院しました。前日に家族で海鮮バーベキューを楽しんだ帰りに、運転しながら体が非常にだるいのに気づいたそうです。なんとか帰宅したものの、今度はしきりに動悸がするようになりました。体格がよく、おなかが少し大きめで、前回の健診では血圧がB判定でした。夜になっても動悸はおさまらず、このまま死ぬのではないかと思うと、怖くて目をつぶることもできなかったそうです。

受診したときの血圧は169と97で、さいわい動悸はほとんどおさまっていました。おそらく、とれたての魚や貝をたくさん食べて大量に塩分を摂取したことで血圧が急上昇し、心臓に大きな負担がかかったのだと思われます。

塩に含まれるナトリウムは生命活動に欠かせません。そのため体にはナトリウムの濃度を一定に保つしくみがあります。塩からいものを食べると自然に水が飲みたくなりますね。これは、血液を水で薄めることで、高くなったナトリウムの濃度を下げようとしているのです。

しかしこうやって血液を薄めると、水が入っただけ血液の量が増え、血管にかかる血液の圧力、すなわち血圧が上がってしまいます。こうなると心臓は全身に血液を送り出すために、いつもより強い力で収縮するしかありません。これが動悸につながったのでしょう。

今回は大事にいたらなかったものの、動悸をともなう高血圧は心筋梗塞などを招くおそれがあります。まずは減量し、できるだけ早く血圧を安定させる必要があります。

### ◆B判定でも突然死する「睡眠時無呼吸症候群」

実際に突然死が報告されているのが睡眠時無呼吸症候群です。いびきをかいて寝ていたと思ったら、突然静かになり、少したつとあえぐように呼吸が再開する。この無呼吸発作を夜中に何度も繰り返す病気で、日本全体で患者さんが200万〜300万人いると推測されています。

原因はいくつかありますが、よくあるのは寝ているときにのどがふさがるものです。のどに余分な脂肪がついている人や、もともと空気の通り道が狭い人に多く見られ、あおむけに寝た状態で舌の根元が落ち込んでのどをふさぎ、息ができなくなります。以前は肥満した男性に多いと考えられていましたが、スリムであごの小さい女性にも起きることがわかりました。

夜間に熟睡できないことで日中眠気に襲われ、ときには重大な事故につながることもあります。しかし最近になって、睡眠時無呼吸症候群が、高血圧を初めとする生活習慣病を合併しやすいことが明らかになりました。

呼吸が止まると全身の細胞で酸素が足りなくなるので、心臓は危険を感じて心拍数を上げ、血圧を高めて酸素を十分に送り届けようとします。こうして呼吸が止まるたびに血圧が上がり、昼間はB判定程度の血圧でも、就寝中に収縮期血圧が200ミリにもなる場合があります。この逆に、睡眠時無呼吸症候群を治療したことで血圧が下がった受診者さんもいます。

**睡眠時無呼吸症候群の人は、そうでない人とくらべて心臓を原因とする突然死の発生率が2・5倍以上高い**と報告されています。ひとりで寝ていると、自分が睡眠時無呼吸症候群かどうか、なかなかわからないものですが、命を守るには病気に早く気づくしかありません。大きないびきの他に、寝たはずなのに眠い、何度も目がさめる、朝のどがかわくなどの症状、肥満、そして血圧のB判定が手がかりになることがあります。

## ◆「経過観察＝様子見」ではない

ここまで読んできて、「B判定だから病気じゃない」などとはとてもいえないこと、早く手を打たないと取り返しがつかない事態になるおそれがあることがおわかりいただけたと思います。わかっていたらもっと真剣に考えたのに、と、胃が冷たくなるような思いをかみしめた人もいるかもしれません。

経過観察の意味が正確に伝わっていないのは健診をおこなう側にも責任があります。健診の結果表がわかりにくいのもそのひとつでしょう。

通常の健康診断ではその場でデータがそろうことはありません。そのため当日の診察では、すでに結果が出ている項目や、一緒に記載されている前回の結果をもとに、できるかぎりの指導をするよう心がけています。しかし、医療機関によっては十分な対応ができず、あとで結果表を送って終わりにせざるを得ないこともあるようです。結果表はマス目のようになっていて、それぞれの項目にA、B、Cという判定がついています。終わりのほうに短い説明がありますが、印刷された文字を読んでも、正直、心に響きません。ちらっと見ただけで引き出しに押し込む気持ちもわかります。

実は結果表の見方にはコツがあるのです。私たち健診医は一つひとつの項目にも目を通しますが、それ以上に重視していることがあります。これがわかると1枚の結果表から驚くほどの情報が得られます。詳しくは第2章で説明します。

もうひとつは受診者と医療従事者のコミュニケーションの問題です。前回の健診でB判定がいくつかあった人からよくこんな話を聞きます。

「あれから近くの病院に結果表を持っていったんですけど、先生が『これならいいよ』っていってたから、いいのかなと思って」

そうですね。そういわれたら、そう思ってしまいますよね。でも、これは医師の表現がよくないのです。一般の病院の医師は医学的に病気かどうか診断するのに慣れています。そのため、ついこんないい方をしてしまうのですが、医師の「これならいいよ」は、「これなら正常です」という意味ではなく、「薬は使いません」といっているだけなのです。

おそらくその医師はそれに続けて食事や運動について指導したはずです。本当はこの部分が重要なのですが、医師が「異常なし」といったと勘違いした受診者さんは一気にリラックス。あとの言葉は頭に残っていません。「食事に気をつけなさい」程度なら、帰省するたびに親にいわれてる、くらいの気持ちでしょう。とんでもない間違いですね。

病気治療の三本柱は食事療法、運動療法、薬物療法です。医師が食生活の指導をするのは、薬の処方箋を書くのと同じ重みがあります。そのうえで数カ月後に改めて検査しよう、というのが医師の考えだったのですが、安心した受診者さんは二度と姿をあらわすことはありません。

健診には目的が2つあります。ひとつは**現在の健康状態を把握する**こと。そしてもうひとつが、**得られた結果を生活習慣の改善に役立てて、将来の病気を予防する**ことです。つまり、結果にもとづいて生活習慣を変え、3カ月後とか6カ月後に検査を受けて、数値の変化を見る必要があるのです。1年後の健診を待てばよいこともありますが、その判断についても病院でご相談いただきたいと思います。近所の開業医さんで構いません。かかりつけの先生がいるなら結果表を持参して見てもらうとよいでしょう。

さて、冒頭の問題に戻りましょう。経過観察とは、誰が、何を、どうやって観察するのでしょうか。

もうおわかりですね。この答えは、**「受診者と医療従事者が力を合わせて」「生活習慣を変えたうえで改善が見られるかどうか」を「検査によって」観察する**、です。

健診であれ、人間ドックであれ、結果表をながめるだけで何かが変わるはずがありません。大切なのは行動すること。結果表はそのための指示書です。そして行動するには知識が必要です。次章で順に確認していきましょう。

第２章

がん、脳卒中、心筋梗塞…
病気の予兆を見逃すな！

# 知らないと怖い！
# ３つの危ない「B判定」

## ◆結果表は「横」と「縦」に見る

行動するための知識を身につける前に、健診の結果表を読むのに役立つ原則を説明します。といっても難しいことではありません。結果表を大きく「横」と「縦」に見るのです。

### ・経年変化を「横」に見る

体の状態は変化するので、ある瞬間を切りとった数字だけを見ても正しく判断することはできません。健診結果を1回かぎりの点としてとらえるのではなく、健康状態の傾向として線でとらえることが大切です。若い頃とどう違うか。職場が変わってからどうなったか。右肩上がりになっているものはないか。傾向がわかればこの先どうなるか予測でき、予測できれば対策を立てることができます。たとえば、A判定であっても数値が年ごとに高くなっていて、B判定、C判定になるのは時間の問題という人もいれば、B判定でも低めのままずっと数値が変わらず、年に1回健診で様子を見ればよさそうな人もいます。この場合、生活習慣をまず変える必要があるのはA判定の人ということになります。

胸部X線検査のように画像で得られる結果も同様です。はっきり異常とはいえない影でも、場所は同じか。大きさ・形は変わっていないか。数は増えていないか。こうやって比較すると、1回の検査結果を見るのとは比較にならないほど豊かな情報が得られます。前回と同じ医療機関で健診を受ければ、たいてい過去の結果もあわせて記載されます。しかし、たまたま別のところで受けた場合は結果表を自分で保管するしかありません。医療機関によって基準値や判定区分が異なることがあるので、できるだけ毎年同じところで受けることをおすすめします。

### ・項目の組み合わせを「縦」に見る

検査結果を項目ごとにばらばらに見るのではなく、関連するものを結びつけながら、かたまりで評価します。たとえば肝機能にかかわる検査項目はいくつもあり、これらの項目がどんな組み合わせで、どう判定されているか見れば、「肝機能が悪い」だけでなく、肝臓の状態はどうか、原因は何か、肝臓とつながっている胆嚢《たんのう》に異常はないか、なども読み取れます。その結果次第で、B判定であっても受診をすすめられることがあります。

健診結果はコンピューターで処理しており、検査数値が基準値からどれだけ離れているかにだけもとづいて自動的に判定されます。膨大な検査データを迅速かつ正確に判定するには、やむを得ないこととはいえ、機械は結果表を横や縦に見ることができません。だから人間の目で読む必要があるのです。

これに関連して、現在どこかの病院に通院している皆さんにお願いがあります。会社や地域で健康診断を受けたら、検査結果を主治医の先生に報告してください。ただし、このとき、「確か〝BUN〟ってのが高かったみたいです」のように、ひとつの項目についてだけ結果を知らせても意味がありません。医師が正確に判断するには検査項目全体に目をとおす必要があるので、結果表を忘れずに持参してください。

### ◆知っておくべき3つの「危ないB判定」

さて、いよいよどんなB判定が怖いのか、どんなB判定ならすぐ病院に行ったほうがよいのか、それはなぜか、調べていきましょう。ここではそういうB判定を、

**1. B判定とB判定が重なった場合**

**2. B判定に＋αの要素がある場合**

**3. C判定以上だったものがB判定になった場合**

この3つに分けて考えます。ただし、ここにあげていないB判定は怖くないということではありません。これはあくまでも例であることをお断りしておきます。

## 1．Ｂ判定とＢ判定が重なった場合

これまで見てきたように、Ｂ判定がいくつか重なることで１＋１が３にも４にもなることがあります。まだイエローカードだからいいやと思っていたら、もう１枚イエローカードが出て、次の瞬間レッドカードが上がって退場させられるのに似ています。その代表が第１章に登場したメタボリックシンドロームです。

### メタボリックシンドローム

メタボリックシンドロームの診断基準は、

「内臓脂肪の蓄積に加えて、高血糖、脂質異常症、高血圧のうち2つ以上あてはまる状態」

です。そのため、内臓脂肪がたまっていなければメタボリックシンドロームと診断されることはありません。内臓脂肪が重視されるのは、内臓脂肪の蓄積が高血糖、脂質異常症、高血圧すべての原因になるからです。そのからくりを簡単に整理するとこうなります。

○内臓脂肪はインスリンの働きを悪くする物質を分泌しているので、内臓脂肪が増えると

血糖値が上がる

○内臓脂肪には間接的に中性脂肪を増やす作用があり、この中性脂肪が善玉コレステロール（HDL）を減らし、悪玉コレステロール（LDL）を増やすため、動脈硬化が始まる

○内臓脂肪により動脈硬化が進むと、血管の壁が厚くなって血液が流れにくくなる。この状態で全身に血液を送るには血圧を上げて強い力で押し出すしかなく、血圧が上がる

さらに、

○高血糖や高血圧は動脈の壁に細かい傷をつけるので、LDLが血管の壁にしみ込みやすくなって動脈硬化が進む悪循環が起きる

以上のことが示しているのは、高血糖、脂質異常症、高血圧はばらばらに発生するわけではなく、共通する原因を持ち、互いに悪い影響をおよぼしながら進行して、ずるずる深みにはまっていくということです。

## ◆高血圧×高血糖…心臓病、脳血管障害のリスクが高まる

糖尿病の人は、そうでない人とくらべて2倍高血圧になりやすいうえに、若いうちから血圧が上がり始めることがわかっています。先に書いたように高血糖も高血圧も動脈硬化

を招くので、この２つがそろうと心臓病と脳血管障害の発症率が上がり、血糖も血圧も高くない人の６～７倍になります。

また、糖尿病が進行すると、過剰にたまったブドウ糖が目の奥の網膜や腎臓の細い血管を傷つけて、失明や腎不全などのおそろしい合併症を起こしますが、血圧が高い人は合併症の進行が速いことも明らかになっています。

そのため、糖尿病患者さんは血圧を収縮期血圧１３０ミリ未満で拡張期血圧80ミリ未満という、Ａ判定のなかでも低い水準に抑えるべきだと考えられています。高血圧と高血糖はこれほどまでに悪い組み合わせなので、血圧と血糖がＢ判定の人は、早急にせめてどちらかをＡ判定にする必要があります。

## ◆高血糖×脂質異常症…動脈硬化の進行が速まる

血糖値が高い状態が続くと血液中のブドウ糖が全身の血管を傷つけ、そこに脂質がしみ込みます。こうして動脈硬化が進行しますが、これは完全な糖尿病にかぎった話ではありません。ＨｂＡ１ｃが６・５～７・０パーセントくらいになって健診でＣ判定になる頃には心筋梗塞の発症率がすでに上がっています。

ここに脂質異常症が重なるとどうなるでしょうか。脂質異常症とは、ＬＤＬまたは中性脂肪が多すぎるか、ＨＤＬが少なすぎる状態のことで、以前は高脂血症と呼んでいました。しかしＨＤＬが少ない状態に「高い」という字がそぐわないことから、日本動脈硬化学会が２００７年にガイドラインを改訂し、診断名を高脂血症から脂質異常症に変更しました。ただし、ＬＤＬまたは中性脂肪が多い状態をさす場合は高脂血症という名称を使ってもかまわないことになっています。

さて、悪玉コレステロールといわれるＬＤＬですが、実際に動脈硬化を起こすのはＬＤＬではなく、ＬＤＬが酸素と結びついてできる酸化ＬＤＬです。このとき裏で糸を引いているのが中性脂肪で、ＬＤＬから酸化ＬＤＬへの変化を促しています。

これに対してＨＤＬには動脈硬化を抑える作用があるものの、中性脂肪が増加するとせっかくのＨＤＬが減ってしまいます。つまり、脂質異常症のどれがあっても動脈硬化が進むのです。高血糖に加えて脂質異常症があると動脈硬化が猛烈な勢いで進行します。

そのため日本動脈硬化学会は、糖尿病または耐糖能異常がある人はＬＤＬを１２０ミリ未満、健診の判定区分でいうとA判定で維持するべきだとしています。耐糖能異常とは境界型糖尿病、いわゆる糖尿病予備軍のことで、その基準のひとつが空腹時血糖値が１１０

～126ミリグラム。これは健診でいうとB判定です。つまり、血糖がB判定の人は、LDLがA判定でなければいけないということです。

この問題が特にあらわれやすいのが女性です。第4章でもふれますが、女性はLDLが高くても男性とくらべて動脈硬化が進行しにくいことがわかっています。

ところが糖尿病になったとたん、男性より速く動脈硬化が進行し、糖尿病の女性は心筋梗塞の発症率が糖尿病でない女性とくらべて4倍高くなります。男性も女性も、血糖と脂質の両方がB判定だった人は病院を受診し、動脈硬化の進み具合を調べてもらってください。検査法は第4章で説明します。

## ◆高血圧×脂質異常症…血管が詰まり脳梗塞を招くおそれ

これも怖い組み合わせです。

おだやかに晴れたある日、小柄な女性が診察室に入ってくるなり私の手を取って、

「ああ、この1年、ずっと先生にお会いしたかったんですよ！　お礼をいいたくて！」

と、明るい声でいいました。一瞬とまどいましたが、話を聞くうちに思い出しました。

この受診者さんは60代前半で、ご主人の会社で事務をしています。血圧とLDLのB判定

が続いていたので、前回の診察のときに、変わったことがないか聞きました。すると、

「そういえば1カ月くらい前に、急に言葉がうまく出なくなったことがありました」

との返事。不安な気持ちで横になって様子を見ていたら、10分ほどでもとに戻ったそうです。

「仕事が忙しかったからかなと思っていました」

仕事が忙しかったから……そうかもしれません。しかし、こういう症状が出るものに一《いっ》過性脳虚血発作《かせいのうきょけつほっさ》があります。一過性脳虚血発作は、脳の血液の流れが一時的に悪くなったのち自然に回復する現象で、この女性のように言葉が出にくくなることもあれば、右か左どちらかの手足がしびれる、動かなくなる、片眼の視力が下がるなど症状はさまざま。それが24時間以内、通常は数分から1時間以内に消えるのが特徴です。これが怖いのは、完全に脳の血管がふさがることで発症する脳梗塞の前ぶれの場合があるからです。放置すると、3カ月以内に15~20パーセントの人が脳梗塞を発症するというデータもあります。

そのため女性に一過性脳虚血発作について説明し、念のため、すぐに脳神経外科がある近くの病院を受診するよう、すすめました。その日の健診結果はまだ出ていませんでしたが、その前年の結果表が家にあり、そこに過去数年分の結果が一覧になっていることから、

それを持参してもらうことにしました。

女性はいったん帰宅し、紹介状と結果表を持って病院に行きました。ただちに頭部ＭＲＩ検査や、脳へ血液を送る頸動脈の超音波検査、心臓の超音波検査などを受けたところ、脳に小さな脳梗塞が起きたあとが見つかりました。

これは一過性脳虚血発作だったことを示す強力な証拠です。血圧とＬＤＬの数値が高い状態が動脈硬化を招き、それによって脳の動脈のなかが狭くなったことが一過性脳虚血発作につながったようです。Ｂ判定の陰で病気が静かに進行していたということです。現在は、脳梗塞の発症をふせぐために血液をサラサラにして血のかたまり（血栓）ができないようにする抗血小板薬と、降圧薬を飲んでいるそうです。

女性は脳神経外科の医師に、

「健診で見つけてもらって命びろいしましたね」

といわれたそうで、涙を浮かべて何度もお礼をいってくれました。

こういうことがあると本当に嬉しいですし、この仕事の大切さを改めて感じます。しかし、この受診者さんを救ったのはご自分自身です。私の助言を真剣に受けとめて、すぐ病院を受診した行動力がなかったら、今頃、その人生は大きく軌道をそれてしまっていたかもしれません。

心電図異常

心電図は心臓の機能を調べる検査なので、なにやらコメントが書いてあると気になるものです。なかには標準的な波形とは違うというだけで病気ではないB判定や、毎年健康診断で様子を見ればよいB判定も存在しますが、何といっても心臓ですから自己判断は禁物です。以下にあげるのはB判定であっても受診が必要な例の一部です。

### ◆高血圧×心肥大…別の病気が隠れていることも

心電図検査で心肥大を指摘される人がときどきいます。心肥大という言葉から、心臓がまるまる太って大きくなるような印象を受けるかもしれませんが、心肥大は心臓の壁が分厚く、硬くなった状態をいいます。壁は心臓の内側に向かって厚くなるので、胸部X線検査で心臓の形を見てもほとんど変化はありません。

心肥大の原因のひとつが高血圧です。心臓は1日24時間、365日休まず働いて、全身に新鮮な血液を送り出しています。ところが、血圧が上がると血液を押し出すのに力がいるので、心臓の筋肉が徐々に厚くなります。

こうなると、収縮するたびに負担がかかるだけでなく、筋肉が硬くなっているせいで十分に拡張することもできず、心臓の機能が低下してしまいます。さらに進行すると、心臓に酸素と栄養を供給する冠動脈の流れが悪くなり、狭心症や不整脈、ときには心筋梗塞が起こります。

心肥大は長い年月にわたって高血圧が続くことで発症しますから、血圧がB判定程度で心肥大になるのはちょっと考えにくい気がします。そうなると、何か別の原因、たとえば第1章で触れた仮面高血圧が隠れている可能性を考える必要があるかもしれません。健診で測るとB判定でも、普段の生活のなかでもっと高い数字が頻繁に出る仮面高血圧なら、心肥大になってもおかしくないからです。また、これ以外の心臓の病気のおそれもあります。循環器内科を受診して調べてもらってください。

## ◆貧血×頻脈…軽視すると怖い！　心臓の機能低下

「私、貧血なんです」

という人の話をよく聞いてみると、めまいがしたり、ふらついたりしたことで貧血と思い込んでいるだけのことが少なくありません。確かに貧血の症状としてめまいや立ちくらみが起きることはありますが、起立性低血圧といって、立ち上がった瞬間に脳に血液を十分供給できない状態でもよく似た症状が起こります。ストレスや疲れが原因でふらつくこともあるでしょう。

血液が赤いのは、赤血球という赤い細胞がたくさん流れているからです。赤血球のなかにある血色素（ヘモグロビン）には酸素と結びつく性質があり、酸素を取り込んで体のすみずみまで送り届けています。医学的に貧血というと、血色素が減少して酸素を十分運べなくなった状態をさすので、貧血かどうかは血液検査で血色素量を調べなければわかりません。慢性的に貧血が続いていると相当ひどくなっても自覚症状があらわれないこともあり、自覚症状があてにならないのも貧血の特徴のひとつです。

女性は生理のときに一時的に貧血気味になることがあるため、貧血を軽く考える人がわりといます。しかし、体のなかでは酸素不足をおぎなうために心臓が拍動を増やし、必死になって必要な酸素を届けようとしています。やがて不整脈や動悸が起きるようになり、この状態を放っておくと心臓の機能が次第に低下して、最悪の場合は死亡します。

30代なかばのある受診者さんは、10年以上前から貧血を指摘されていましたが、ほとんど受診していませんでした。それが今回初めて心電図で異常を指摘されました。

「自分ではどこも悪いとこないから……」

でも貧血ですよね、というと、

「そうなんですけど、別に何もないから、ほうれんそうを食べるかサプリ飲めばいいと思ってました」

たいていの受診者さんが同じようなことを口にします。

「っていうか、貧血がそんなに怖いって知りませんでした」

貧血は、ありふれていながら正確な知識が広まっていない病気の代表です。そして命にかかわる病気でもあります。貧血があって心電図で異常を指摘された人は受診が必要です。

## 肝機能異常

肝臓はその機能の70パーセントがダメになっても症状が出ないことから、〝沈黙の臓器〟といわれています。症状があらわれる頃にはかなり進行していることが多いので、早期に気づくことが大切です。

### ◆肝機能異常×高中性脂肪…脂肪肝から、肝硬変や肝臓がんに移行

食事から摂取した脂肪はいったん肝臓に運ばれ、ここから全身の組織に移動します。また肝臓は、体内に蓄積されていた脂肪の分解や合成の場でもあるので、ひっきりなしに大量の脂肪が流れ込み、フル稼働で処理がおこなわれています。

しかし、脂肪の摂取量が多すぎたり、肝臓の機能が下がったりすると作業が追いつかなくなって、肝臓に中性脂肪が蓄積してしまいます。会社の仕事でいうと、机の上に大量の書類が山積みになった状態でしょうか。このように脂肪が過剰にたまった状態を脂肪肝と呼んでいます。以前は飲みすぎが原因のことが多かったのですが、最近は肥満によるものが過半数を占め、まったく飲酒しない人が脂肪肝になることもあります。

少し前までは専門家のなかにも、「脂肪肝は飲酒をやめれば治る」とか、「死ぬような病気じゃない」と考える人がいました。しかし近年、肥満による脂肪肝の約20パーセント、5人に1人が肝硬変や肝臓がんまで進むおそれがあることがわかっています。

自覚症状がないのが肝臓の病気の怖いところですから、肝機能と中性脂肪がB判定だった人は必ず病院で詳しい検査を受けてください。脂肪肝かどうかは腹部超音波検査でわかります。

## 尿検査異常

尿検査は厚生労働省が定める健康診断の基本11項目のひとつです。おもな目的は腎臓から膀胱《ぼうこう》までの尿の通り道に起きた異常を見つけることですが、糖尿病や肝臓の病気を発見する手がかりにもなります。といっても、Ｂ判定、Ｃ判定でも病気とはかぎりません。体質として尿蛋白《タンパク》や尿潜血が出る人がときどきいるのです。こういう人は泌尿器科で調べてもらっても異常が見あたらず、次回の健診で様子を見るようにいわれて帰されてしまいます。

実は、こういう人は他の人以上に注意が必要です。

尿検査がずっとＡ判定という人なら、健診で蛋白なり潜血なりが出れば、すぐ異変に気づくことができます。ところが普段から蛋白や潜血が出る人は、本物の病気になっても「いつものことだ」と思ってしまい、早期発見のチャンスを逃すおそれがあります。

そういう体質といわれた人はそれで安心するのではなく、面倒でも2、３年おきに同じ病院を受診してひととおりの検査を受けることをおすすめします。

## ◆高血圧×尿蛋白…腎臓機能低下のサイン

蛋白質は人間にとって欠かせない成分のひとつで、内臓、筋肉、血液、皮膚など、体の大部分を構成しています。腎臓は血液をろ過して、血液に含まれる不要な物質を尿と一緒に排泄していますが、蛋白質は重要な物質なので尿に入ることはなく、再び血液に戻すしくみがあります。

しかし腎臓の機能が低下すると、蛋白質が尿のなかにもれて、尿蛋白が陽性になります。腎機能が低下する原因はいろいろあり、そのひとつが高血圧です。

血圧が高い状態が続くと全身の血管に負担がかかります。なかでも腎臓の細い血管は影響を受けやすく、次第に動脈硬化を起こして機能が低下してしまいます。これを腎硬化症または高血圧性腎症といい、昔は高齢者の病気でしたが、最近は働きざかりの世代でも動脈硬化が進む人が増え、それにつれて腎硬化症も見かけるようになりました。

腎硬化症は慢性腎臓病（ＣＫＤ）の一種です。慢性腎臓病は腎臓の機能を損なうさまざまな病気をまとめた呼び名で、これらの病気に共通するのは、悪化すると進行を食いとめるのが精いっぱいで、最終的に透析や腎移植が必要になることです。早期発見が重要です。

腎臓は肝臓と同じく、機能が低下しても自覚症状がなかなかあらわれません。また初期にはBUN、クレアチニンなど、血液検査でわかる腎機能が正常で、手がかりは尿検査だけということがよくあります。

蛋白尿が続いても放置する人が目立ちますが、腎臓病を甘く見てはいけません。自分で気づいていない人を含めると、慢性腎臓病の患者は現在全国に約1300万人いると考えられています。血圧と尿蛋白がB判定になったら循環器内科か腎臓内科を受診して、腎硬化症でないか確認してもらいましょう。

## ◆尿蛋白×尿潜血…腎臓の病気が潜んでいる!?

尿潜血の「潜血」とは、ごくわずかに血液成分が検出されたということで、見てわかるほど尿が赤いようなことはありません。健康であれば尿潜血は通常陰性で、腎臓や尿の通り道に異常があると陽性になります。

さて、尿蛋白と尿潜血の両方がB判定となると、体質である可能性はあまりありません。まず考えなければならないのは、やはり慢性腎臓病の仲間である糸球体腎炎です。この場合は泌尿器科や循環器内科ではなく腎臓内科で調べてもらってください。

## 2. B判定に＋αの要素がある場合

病院に行ったほうがよいB判定はまだあります。ここからは、B判定がひとつだけでも、他に何か条件が重なると危険な例を見ていきましょう。

脂質異常症

### ◆高LDL×特に女性の喫煙者…動脈硬化が進みやすい

先ほど、女性はLDLが高くても動脈硬化が起きにくいのに、糖尿病になると男性より急速に動脈硬化が進むと書きました。女性の動脈硬化を進行させるのは糖尿病だけではありません。タバコもそうです。喫煙者は、タバコを吸わない人とくらべて脳血管障害による死亡率が、男性は1・8倍、女性は2・8倍上昇し、この死亡率は1日に吸う本数が増えるほど高くなります。

タバコの煙にはLDLを強力に酸化する物質が数多く含まれています。また中性脂肪を増やし、HDLを減らすので動脈硬化が進行しないはずがありません。そのため喫煙は動脈硬化を促す独立した原因といわれています。「独立した原因」とは、ちょっと難しい言葉ですが、わかりやすくいうと、脂質に関連する項目がすべてＡ判定で、血圧も血糖もＡ判定という人でも、タバコを吸っているとそれだけで動脈硬化になりますよ、ということです。

喫煙者、特に女性でＬＤＬがＢ判定だった人は動脈硬化が進んでいるおそれがあります。内科で動脈硬化の検査を受けてください。

それと同時に禁煙も必要です。どんなヘビースモーカーでも、専門家の支援を受ければ禁煙が可能ですので、最近増えている禁煙外来で相談してください。これまでは１日の平均喫煙本数×喫煙年数が２００以上など、いくつかの条件を満たさないと禁煙治療で保険を使うことができませんでした。それが２０１６年４月から、35歳未満の人は、１日の喫煙本数×喫煙年数が２００未満でも保険がきくようになりました。若い人がニコチン中毒の深みにはまる前に喫煙をやめてもらう手助けをするためです。使用する薬の種類にもよりますが、12週間の治療で保険を使うと２万円を少し切るくらいです。

肝機能異常

## ◆肝機能異常×肝炎ウイルス検査未受診…原因は飲酒ではなくウイルス!?

肝機能で引っかかったというと、すぐ「飲みすぎでしょ?」と突っ込みが入りそうですが、実際には肝機能異常の原因で最も多いのは肝炎ウイルスで、全体の80パーセントを占めています。飲酒は10パーセントに過ぎません。

肝炎ウイルスにはいくつか種類があり、特に問題になるのがC型肝炎ウイルスとB型肝炎ウイルスです。これらのウイルスが肝臓に棲みつくと、自覚症状がないまま次第に進行して、全員ではないものの、慢性肝炎から肝硬変をへて肝臓がんを発症します。C型肝炎ウイルスまたはB型肝炎ウイルスの感染者は、どちらにも感染していない人とくらべて肝臓がんの発症率がそれぞれ36倍、16倍になりますし、肝臓がん患者の約8割がどちらかのウイルスに感染しているといわれています。

ウイルスと細菌は、どちらも非常に小さな生きものですが、同じ微生物でも大きさがまったく違います。細菌の大きさを仮に1〜5とすると、ウイルスは圧倒的に小さくて、わずか0・02〜0・3しかありません。小さすぎて通常の顕微鏡では見えず、20世紀なかばに電子顕微鏡が発明されたことで、ようやく観察できるようになりました。

Ｂ型肝炎ウイルスに慢性的に感染している人は全国に約１３０万人、Ｃ型肝炎ウイルスに感染している人は約１７０万人いると推測されています。幸いなことにウイルス性肝炎の診断と治療の分野で日本は世界トップレベルにあり、新しい強力な抗ウイルス薬が次々に開発されています。また、２０１６年秋からは０歳児全員にＢ型肝炎の予防接種をおこなうことになりました。肝炎ウイルス感染は血液検査で簡単にわかりますので、まずは感染の有無を調べ、感染しているとわかったら適切な治療を受ければよいのです。

ところが困ったことに、成人の肝炎ウイルス検査の受診率が非常に低く、さらには感染しているとわかっても放置する人が少なからずいると指摘されています。その最大の原因は肝硬変になるまで自覚症状が乏しいうえに、健診では肝機能がＢ判定程度にとどまることです。こうして多くの感染者が、病気が進行するにまかせているのが現状です。

通常の健康診断では肝炎ウイルスに感染しているかどうか調べないので、これまで肝炎ウイルス検査を受けたことがない人、Ｂ型肝炎母子感染防止対策が実施された１９８５年（昭和60年）以前に生まれた人、輸血用血液の厳密なスクリーニング検査が導入された１９９９年（平成11年）10月以前に輸血を受けた人、年齢を問わず大きな手術を受けたことがある人は、健診の結果表を持って近くの内科医院か保健所で調べてもらってください。

## ◆高γ-GTP×飲酒しない…胆嚢の不調の可能性も

肝機能に関する検査のなかでもγ-GTPはアルコールを過剰に摂取すると高くなることが知られています。そのため、数値が基準を超えると結果表に「お酒を控えましょう」と自動的に記載されますし、受診者さんの側も心得ていて、「あ、飲みすぎね」と、あっけらかんとしています。しかし、アルコールをほとんど飲まない、もしくはまったく飲まないのに、肝臓以外の病気が原因でγ-GTPの数値が高くなる例が意外に多いのです。

γ-GTPは肝臓のなかの胆管でつくられる酵素です。胆管は肝臓から胆嚢をへて十二指腸までつながる細い管で、そのなかを胆汁が流れています。そのため肝臓だけでなく、胆管のどこかで胆汁の流れが悪くなるとγ-GTPの数値が上がります。原因には、胆嚢結石、胆嚢炎、腫瘍などがあり、この場合は同じく胆管に存在するALPの数値が一緒に上がるのが普通です。それに対してAST（GOT）、ALT（GPT）はあまり変わらないことが多いのですが、正確に診断するには腹部超音波検査など詳しい検査が必要です。

このうち胆嚢結石、略して胆石の発症率は女性が男性の2倍高く、胆管の細い部分に石がつまると、みぞおちや右のわき腹に激しい痛みが起こります。

時代劇でこんな場面を見たことがありませんか？　こぎれいな旅の女性が苦しそうに道

ばたにうずくまっている。通りかかった主人公が手持ちの薬を与え、旅籠《はたご》で休ませる。回復した女性が布団から起き上がりながら「とんだご迷惑をおかけいたしました。持病の癪《しゃく》が急に……」――これが胆石による痛みで、胆石が女性に多いのは女性ホルモンが関係するからといわれています。

胆嚢の病気のなかには早期発見が望ましいものがあるので、ほとんど飲まないのにγ－ＧＴＰがＢ判定になった場合は必ず早めに受診して、原因を明らかにしてもらいましょう。

## 尿検査異常

先にあげた高血圧×尿蛋白、尿蛋白×尿潜血のようにＢ判定が重なった場合を除くと、尿蛋白、尿潜血だけがＢ判定の場合はたまたまという可能性が出てきます。特に尿蛋白は、激しい運動のあとや熱が出ているとき、生理の前、また、寒さ、強いストレスによっても陽性になることがあります。さらにはこんなケースもありました。

20代なかばの、ちょっと日焼けした男性。しょんぼりした様子で不安そうにこちらを見ています。これまで尿検査で異常が出たことがなかったのに、突然尿蛋白がＢ判定を通りこしてＣ判定になったのです。私もあれっと思いましたが、次の瞬間、ひらめきました。

「筋肉をつけるためのプロテインは飲んでいませんか」

「飲んでます」

やはりそうでした。プロテインは英語で蛋白質という意味で、ここでは蛋白質のサプリメントのことです。スポーツ選手やジムで体を鍛える人を中心に流行し、これにともなってプロテインのとりすぎによる蛋白尿が増えています。

蛋白質は筋肉をつくるもとになりますが、摂取しすぎると内臓の負担になるので、スポーツ栄養学の見地からは蛋白質の摂取量は1日に体重1キログラムあたり2グラムまでとされています。これは食事から摂取する分を含めた数字です。

そもそも蛋白質を大量に摂取すれば筋肉が増えるほど人間の体は単純ではありません。蛋白質を効率よく吸収し、利用するには、食物に含まれる蛋白質以外の成分が重要なので、毎日の食事のなかで良質の蛋白質をとるほうが効果的です。たとえば、動物性蛋白質なら赤身肉、魚、低脂肪牛乳、ヨーグルトなど。植物性蛋白質なら大豆製品、玄米などです。

この男性は3カ月前から体重1キログラムあたり5グラム相当のプロテインを飲んでいたとのことで、吸収が追いつかず、体から流れて蛋白尿になっていました。

「あれ、高かったのに……意味なかったってことですか？」

がっくり落ち込む男性。

このように、尿検査で異常といっても心配ないことはよくあります。ところが先ほどの慢性腎臓病のように、血液検査ではわからず尿検査だけで発見できる病気も少なくないから油断できません。特に次のような場合は要注意です。

### ◆尿潜血陽性×男性…尿路結石の疑いあり

尿潜血が陽性となると、尿の通り道のどこかに病気があって出血している可能性を考えなければなりません。このうち、男性でこれまで正常だったのに、突然Ｂ判定になった場合によくあるのが尿路結石です。

胆石が女性に多いのに対して、尿路結石は男性の発症率が女性の２〜３倍高く、比較的若い30〜50代で目立ちます。大きさは直径数ミリから数センチあることもあり、石が動くと粘膜がこすれて出血します。尿管の細いところに石がつまると胆石と同様に激しく痛みますが、石がおとなしくしていれば痛くもかゆくもありません。そのため健康診断で尿潜血を指摘されたことをきっかけに見つかることがよくあります。

ひとたび痛みが起きると強烈で、夜中に救急車を呼ぶ騒動になったと話してくれた受診者さんも1人や2人ではありません。痛みのあまり気を失って倒れ、前後の記憶がないという人もいました。特に男性で急に尿潜血が陽性になった人は、結石がないか調べてもらいましょう。痛い検査はしないのでご心配なく。腹部超音波検査をすれば直径2ミリくらいの小さな石も発見できます。

そして意外に多いのが、過去に尿路結石で痛い思いをしているのに、尿潜血が陽性になっても再発と思わずに放置する人です。尿路結石は遺伝的ななりやすさに加えて生活習慣が関係するといわれており、一度発症すると5年以内に半数の人が再発するというデータがあります。尿路結石と診断されたことがある人は、健康診断で尿潜血を指摘されたらすぐ受診してください。

予防に役立つのは水分摂取です。コーヒー、紅茶、緑茶、アルコールには結石のもとになる物質が入っているので、水か麦茶、ほうじ茶などをおすすめします。1日2リットルは飲んでください。

### ◆尿潜血陽性×女性…生理の影響でなければ大病のサイン!?

女性は生理がある人はもちろん、閉経した人でも体質的に男性より尿潜血が出やすいことがわかっています。そのため、Ｂ判定であれば次回様子を見ればよいと指示されるのが普通で、受診者さん本人も「生理の影響かな」などと考えて、それほど心配しない傾向があります。それでも大きな病気が隠れていることがあるので気が抜けません。

実際にこんなことがありました。40代後半の女性の受診者さん。忙しい会計事務所で精力的に仕事をしています。尿検査はずっと正常だったのですが、尿潜血が２年連続でＢ判定になりました。詳しい検査を受けてもらうかどうか迷いましたが、聞くと、これまで病院を受診したことがほとんどなく、健診項目に入っていない検査は何年も受けていないとのことでした。そのため、念のために近所の内科を受診してもらいました。

そこから泌尿器科に紹介になり、そこで膀胱がんが見つかったのです。膀胱がんは男性に発症しやすい病気ですが、喫煙している人は吸わない人とくらべて発症率が４倍高くなります。この女性も喫煙していました。

この他に、健診で尿潜血を指摘され、詳しい検査で腎臓がんが見つかった70代の女性もいます。

「天災は忘れた頃にやってくる」といいますが、油断大敵なのは病気も同じです。

聴力低下

## ◆高音域聴力低下×騒音…難聴は放置すると手遅れに

有名アーティストが突発性難聴になったというニュースがありました。この報道を見て、歌手は音楽を大音量で聞くから耳を傷めたのだろうと思った人が多かったようです。しかし、これは誤解です。突発性難聴はストレスが引き金になるという指摘があるものの、原因不明で、大きな音を聞いたことは関係ありません。

これに対して、大きな音のせいで起きる聴力低下を騒音性難聴といいます。工場や建築現場など騒音が響く場所で働く人に多く発症しますが、数回、ときには1回騒音にさらされただけで発症することもあります。仕事で射撃をするときにうっかり耳の保護具を忘れ、1回だけ保護具を使わなかったことで騒音性難聴になった受診者さんがいました。

また、パチンコにしょっちゅうかよっている、以前カラオケにはまっていた、通勤電車のなかでイヤホンで音楽を聞いているなど、日常の生活環境で発症する人も少なくありません。同じ音量で聞き続けていて、それまで大丈夫だったのに、突然聴力が落ち始めることもあります。

騒音性難聴の特徴は高い音から聞こえなくなることです。健診の聴力検査でいうと、「ブー」という低い1000ヘルツの音はきちんと聞こえるのに、「ピー」という4000ヘルツの音が十分聞こえません。しかし日常会話では4000ヘルツの高音域はまず使わないので、この時点では生活に支障がない場合がほとんどです。そのため、B判定でも圧倒的大多数の人がのんびり様子を見てしまいます。

しかし残念ながら、現在の医学では一度落ちた聴力を治すのは困難で、特に長い時間をかけて徐々に低下した場合はまず無理です。騒音性難聴が進行して日常会話が不自由になってからあわてて病院に行っても手遅れだということです。健診で高音域の聴力低下を指摘されたらすぐ耳鼻科を受診してください。そして予防のために、騒音にさらされる場合は耳栓で耳を守りましょう。適切な耳栓を使えば、難聴が始まった人も進行を食いとめることができます。

## 3. C判定以上だったものがB判定になった場合

危ないB判定の3つめ。最も油断しやすいのがこれかもしれません。もちろん、肥満気味だった人がしっかり体重を落としたり、喫煙者がタバコをやめたりしたことでC判定からB判定、そしてA判定になったのならよいのです。しかし問題は、病気が引き続き存在し、悪化すらしているのに、検査結果がよくなったように見える場合があることです。

## 臓器が障害されると数値がよくなる

### ◆肝機能…C→B判定は自然治癒ではなく肝硬変の一歩手前！

肝機能に関する代表的な検査項目がAST（GOT）とALT（GPT）です。2つとも肝臓の細胞に存在する酵素で、何らかの原因で細胞が大量に壊れると血液のなかにもれて数値が上がります。そのため、炎症が起きて肝臓が腫れる肝炎や、肝臓に脂肪がたまる脂肪肝になると、B判定、C判定になるのです。しかしここに落とし穴があります。

肝臓病が進行して、それ以上壊れる細胞がなくなると、AST（GOT）もALT（GPT）も底をつくので数値が下がり始めます。それも少しばかりの低下ではなく、B判定どころかA判定になることもあるのです。

この前もそういう受診者さんがいました。元気いっぱいで、いかにもお酒が好きそうな40代の男性です。

「この肝機能、すごいですよね。昔はCとかDだったんですよ。それがここんとこBばっ

面です。

γ-ＧＴＰの数値だけは高いままでしたが、「これは酒のせい」と自己分析して得意満か。今日もＢでしょ？　自然治癒！」

自然治癒がないとはいいません。しかし、「あくまで念のためだけど、こういう怖いこともありますから……」と説明し、専門医の診察を受けるようすすめました。本人も心の底では気になっていたのでしょう、すぐに受診したようです。検査の結果、肝硬変一歩手前と判明し、厳重管理になりました。

こんなこともあるので、何もしていないのに数値が改善した場合は注意が必要です。

## ◆拡張期血圧…動脈硬化の進行で血圧が下がることも

血圧が上がる大きな原因のひとつが動脈硬化です。

心臓から送り出された血液は、網の目のように張りめぐらされた血管をとおって全身の細胞に酸素と栄養を届けています。加齢や生活習慣の乱れによって体内の細い血管に動脈硬化が起きると、血管の壁が硬くなって血液が流れにくくなります。こうなると心臓は以前より強い力で血液を押し出さなければならず、血圧が上がります。

ところが、動脈硬化が進んで太い血管にも動脈硬化が起こり始めると、拡張期血圧、いわゆる下の血圧が下がることがわかっています。

収縮期血圧と拡張期血圧の差を脈圧《みゃくあつ》と呼びます。たとえば収縮期血圧が145で拡張期血圧が92であれば引き算すると53。これが脈圧です。血圧がいくら高くても、上下の差、つまり脈圧が大きければ心配ない、という人がいますね。ところが、これが正反対。動脈硬化が進むと拡張期血圧が下がって上下の差が広がるので、脈圧が65を超えると脳梗塞、心筋梗塞などの動脈硬化を原因とする病気の発症率が上がります。

脈圧は55くらいまでがよいと考えられていますが、45と50なら45のほうが健康ということではないので、細かい違いは気にしないでください。

60代のある受診者さんは数年前から収縮期血圧が160以上、拡張期血圧が110以上あり、毎年血圧が高いと指摘されていました。ところが自覚症状がないからと、病院も受診しなければ、飲酒、喫煙も同じように続けていたようです。それが2、3年前から、収縮期血圧はそのままで、拡張期血圧が90前後に下がってきました。これならぎりぎりB判定です。

「ほら先生、見て。下がってる。これならたいしたことないよね」

一緒に喜びたいところですが、そうはいきません。上も下も下がって140と90になったというならよいのです。しかし、拡張期血圧だけが下がった結果、以前は50だった脈圧が70くらいになっています。残念ながら動脈硬化が進んだおそれがあり、早急に受診して、現在の状態を調べてもらう必要があります。

### ◆ＬＤＬコレステロール…甲状腺機能亢進症のおそれ

ずっと安定していた体重が1年で10キログラム落ちた30代の女性がいました。特にこの2、3カ月で6キログラムやせたので心配していたそうです。ダイエットしたわけではなく、食欲も減っていません。原因はいろいろ考えられますが、この受診者さんの場合はすぐに見当がつきました。これまでA判定かB判定だったLDLコレステロールがガクンと減って、今回は基準値以下の53になっていたのです。

甲状腺という器官をご存じでしょうか。ちょうど蝶が羽を広げたような形で、首の正面、のどぼとけの下にあります。甲状腺が分泌するホルモンは全身の細胞を生まれ変わらせ、血液の循環、体温、体内の水分量などを調節しています。小さいながら重要な働きをしているのです。

この甲状腺が甲状腺ホルモンを過剰につくってしまう状態を甲状腺機能亢進症《こうしん》といい、その代表がバセドウ病です。甲状腺ホルモンの作用が強く出ることで、動悸、息切れ、疲労感、多量の汗をかく、体重減少などの症状が起こります。しかし、個人差があるうえに、似たような症状は疲れやストレス、更年期障害でも起きるため、甲状腺の病気と気づかない人が少なからずいるようです。血液検査で甲状腺ホルモンの数値を調べれば正確に診断できますが、通常の健康診断では検査項目に入っていません。

しかし、手がかりはあります。甲状腺ホルモンにはＬＤＬを肝臓に取り込ませる作用があるので、ホルモンが過剰になると血液中のＬＤＬが減って、数値が大きく下がることがあるのです。

この受診者さんは数カ月前から疲れやすく、寝汗をぐっしょりかくなどの症状も出ていました。そのため近くの内科医院に行ってもらったところ、バセドウ病と確認されました。

バセドウ病は女性に多いものの、患者さんの５人に１人が男性ですから、男性も無縁ではありません。悪玉といわれるＬＤＬが下がると嬉しいものですが、このように病気が原因のこともあります。がんをはじめとする重い病気でもＬＤＬが下がります。

## 過去の異常値のダメージが残っている

### ◆γ-GTP…ひそかに進行していた肝臓がん

γ-GTPとAST（GOT）、ALT（GPT）のB判定が続いていた50代後半の受診者さんがいます。以前は他の医療機関で健診を受けていて、当時はγ-GTPが200~300単位という、非常に高い数値だったそうです。それが飲酒量を減らしたことで自然に下がってきたとのことでした。

めでたし、めでたし、といいたいところですが、B判定を含めると肝臓の異常が長い年月にわたって続いていること、肝炎ウイルス検査を含めて詳しい検査を1度も受けていないことが気になり、受診を強くすすめました。その後、病院で何回か検査を受け、小さな肝臓がんが見つかりました。

γ-GTPが非常に高かった人は、基準値まで下がっても安心できない、という話を聞いたことがあります。数値がC判定以上になったときに、臓器に何らかのダメージが残るのでしょうか。そうなると、仮にA判定まで下がったとしても油断できないことになります。

この受診者さんも、最初に異常を指摘された時点で病院を受診して、お酒をやめていたら、もしかしたら、がんを予防できていたかもしれません。

## 数値が障害の程度と一致しない検査

### ◆アミラーゼ…膵臓がんでも数値に変化が出ないことがある

アミラーゼの数値で膵臓の機能がわかります。アミラーゼは炭水化物を消化する酵素で、おもに膵臓と唾液腺でつくられています。普段は血液中にはわずかにしか存在しませんが、膵臓か唾液腺が障害されるとアミラーゼが流れ込み、数値が上がります。よくある原因は、膵臓なら膵炎や膵嚢胞《のうほう》、膵臓がん、唾液腺であれば耳下腺炎です。

……と、いうことになっています。

しかし、先に書いた肝機能や拡張期血圧のように、膵炎が慢性化して膵臓の機能が大きく低下すると、膵臓の細胞がアミラーゼをつくれなくなるので数値が下がります。

さらに、膵炎の進行の程度とアミラーゼの数値は必ずしも一致しません。膵臓がんですら、ずっと調べていてもアミラーゼの数値が正常のまま、ということがあるようです。ですからアミラーゼがC判定からB判定になっても額面どおりに受けとることはできません。

膵臓の状態を調べるには画像診断のほうが有効です。ＣＴ検査やＭＲＩ検査、専門的な内視鏡による膵管造影の他に、健診や人間ドックで受けられる腹部超音波検査も役に立ちます。残念ながら、膵臓の前にある胃が邪魔で膵臓全体を観察するのは難しいのですが、見える部分から全体の様子を推測できることがあります。また、膵臓がんと関係することがある膵嚢胞も超音波検査でわかります。アミラーゼがB判定だった人は少なくとも超音波検査を受けてください。

## 体の状態によって検出できない検査

### ◆尿検査…尿が薄まるとA判定になることも

尿検査で尿蛋白や尿潜血、尿糖がB判定、C判定だった人が、翌年A判定になることがあります。こういうときも注意が必要です。尿検査の検出力は尿の濃度の影響を受けるからです。

水分をたくさん摂取したり、逆に大量に汗をかいたりすると、体内の水分量を一定に保つために尿の量が自然に増減します。たとえば真夏は汗や水蒸気の形で水分が大量に出ていくため、尿の量が減って、冬の半分以下になります。

さて、健診の尿検査では尿に混ざった蛋白質や血液成分、ブドウ糖を検出していますが、水分が大量に排泄されて尿が薄まると、これらの物質の濃度が下がるために尿検査で反応しにくくなり、場合によっては検出できないことがあります。こうなってしまうと結果はA判定です。前回異常値だったのに急にA判定になった場合は、念のために近くの医院で再検査してもらうようおすすめします。

### ◆尿潜血と便潜血…病気があっても常に出血するとはかぎらない

先に述べたように、尿検査の検出力は尿の濃度の影響を受けます。しかし、どんなに鋭敏な検査法でも病気を必ず検出できるとはかぎりません。その例が尿潜血と便潜血です。どちらも病変から出る血液を手がかりに病気をさがす検査ですが、仮に病気があっても、そこから常に出血するわけではないからです。

たとえば膀胱がんでは、ほとんどの場合に血尿が起こります。ところが、毎回尿に血が混ざるわけではなく、1回だけ出て、あとはずっと陰性ということもあるのです。そのため尿潜血でC判定だった人がB判定になっても安心することはできません。

同じことがいえるのが便潜血です。この検査にはB判定はなく、血液がわずかにでも検出されたら要精検になります。

昔は検査前日に肉を食べると肉に含まれる血液成分を検出してしまう問題がありましたが、現在の検査法は人間の血液にだけ反応するので食事の影響はありません。健診当日に便を持参できなかったら後日郵送すればよいこともあるので、ぜひ受けたい検査です。

この便潜血が陽性だった人が翌年の検査で陰性になっても、危険が去ったとはいえません。

便潜血検査は2日法といって、違う日に1回ずつ、2回便をとりますね。これは、仮に大腸がんがあっても常に出血するわけではないうえに、便にまんべんなく血液が混ざるとはかぎらず、採取した箇所によっては血液を検出できないことがあるからです。1度でも陽性だったら受診が必要です。

第3章

コレステロール、血糖、血圧…

# 気になる数値を「A判定」に戻す方法があった！

## ◆食事、生活習慣の見直しでA判定を取り戻す！

健康志向が高まり、健康診断の結果を気にする人が増えました。それにつれて健康に関する情報が大量に流れ、健康によさそうな商品が次々に発売されています。それでもB判定はしぶとく、健診結果はなかなかよくなりません。

でもご心配なく。

現在の体の状態は大部分が自分自身でつくり出したものです。生活習慣病は生まれ持ったなりやすさを背景に、食生活、喫煙、飲酒、運動、ストレス、睡眠などの生活習慣の影響を強く受けて発症し、進行します。

遺伝的な体質を変えるのは難しくても、食生活を含む生活習慣はその気になればすぐに変えられます。B判定でもあきらめずに改善を続ければ、A判定に戻る可能性が十分ありますし、すでに治療中の人も生活習慣の改善をしっかり進めることで、薬の量を減らしたり、内服せずにすむようになったりすることが少なくありません。

生活習慣を変えることには、これほどの力があるのです。むしろ薬だけでは数値を改善できないと考えるべきでしょう。

健康番組などで「薬に頼るな」といいますね。この言葉は、本来、薬を飲んでいることに甘えて生活習慣を正そうとしない人をいましめるためのものでした。それがいつのまにか、必要な薬を飲まない言い訳として「薬に頼りたくないから」という人が増えています。こういう人にかぎって、検査も受けず、生活習慣の改善も三日坊主です。これでは自分で病気を引き寄せ、治る病気を治らなくしているようなものです。

この章では、生活習慣病に関連する項目のＢ判定をＡ判定に変える秘訣を紹介します。生活習慣病には、高血圧、脂質異常症、糖尿病、心臓病、脳血管障害などがあり、そのすべてに内臓脂肪の蓄積による肥満が関係しています。

さらに、日本肥満学会は「肥満症の診断基準」のなかで、肥満に関連する病気として胆管がんと胆嚢がん、大腸がん、乳がん、子宮体がんをあげました。肥満が、がんの原因にもなるということです。この内臓脂肪、どうすれば減らすことができるでしょうか。

## 1．内臓脂肪型肥満

自分の体にどのくらい内臓脂肪がついているか見当をつける最も簡単な方法は、**現在の体重と20代の頃の体重をくらべること**です。10キログラム以上増えていたら、かなりついていると思ってください。人間の骨格や内臓は20代前半くらいにでき上がり、そのあと増えるのは大部分が脂肪と考えられています。20代の体重の10パーセント以内の増加にとどめるのが理想です。正式な標準体重の計算の仕方はあとで述べます。

## ◆脂肪の摂取量を減らすのが第一歩

ひと頃、低炭水化物ダイエットが話題になりました。これは、ご飯やパン、うどんなどの炭水化物の摂取を大きく減らす減量法です。それまでは、脂肪を避けて全体的なカロリー摂取を減らす減量法が主流だったことから注目を集めました。

そのため、低炭水化物ダイエットが有効かどうか調べるために、炭水化物の摂取を減らす低炭水化物食と、脂肪の摂取を減らす低脂肪食の効果を比較する研究が多数おこなわれましたが、最終的な結論がなかなか出ませんでした。低炭水化物食を食べたグループは低脂肪食を食べたグループより体重が減り、糖尿病と動脈硬化に関する数値がよくなった、というデータが得られたかと思うと、逆に低炭水化物食で血液中のＬＤＬが増加したとか、体重の減少も低脂肪食と大差なかったという報告があったからです。

それが２０１５年になって、あらたな論文が発表されました。この研究は米国の研究者らがおこなったもので、単に体重を減らすのではなく、体についた脂肪を減らすには低炭水化物食と低脂肪食のどちらが有効か調べたものです。

研究の参加者には、はじめの2週間は脂肪を30パーセント減らした低脂肪食を、続く2週間は炭水化物を30パーセント減らした低炭水化物食を食べてもらいました。脂肪の摂取を制限することで炭水化物やそれ以外の栄養成分の摂取が増えることがないよう、カロリーの総摂取量が調整されています。低炭水化物食についても同様の配慮がなされました。

すると、低炭水化物食で体内の脂肪が1日あたり53グラム減少したのに対し、低脂肪食では89グラム減少し、脂肪の摂取を制限するほうが体内の脂肪が減ることがわかりました。

ところが体重は、低炭水化物食で1・8キログラム減ったのに対して、低脂肪食では1・4キログラムの減少にとどまりました。体についた脂肪は低脂肪食のほうが減ったのに、体重で見ると低炭水化物食のほうが下がったわけです。

これについて研究者らは、炭水化物は水と結びつく性質があるので、炭水化物の摂取を減らすと、それにつれて体内の水分が減るからではないかと推測しています。つまり低炭水化物食で体重が減ったのは水が抜けたからだというのですね。

いずれにしても、この研究で、ただ体重を減らすのではなく脂肪を落とすには、脂肪の摂取を減らすほうがよいことが明らかになりました。

日本人と欧米人は脂肪の性質が違います。欧米人の脂肪は皮下脂肪が中心ですから、この実験で減ったのは大部分が皮下脂肪でしょう。しかし内臓脂肪は皮下脂肪より落ちやすいので、脂肪の摂取を制限すれば、内臓脂肪はもっと落ちることが期待できます。生活習慣病に関する項目をA判定に変えるには、まず脂肪の摂取を減らすことが大切です。

## ◆炭水化物は「ゼロ」より「3分の1カット」

内臓脂肪を落とすには炭水化物より脂肪の摂取を減らすほうがよい。これが大原則です。そのうえで、内臓脂肪を減りやすくするには炭水化物の摂取も抑える必要があります。順番に説明しましょう。


余分に摂取した炭水化物は、ブドウ糖がつながってできたグリコーゲンという物質になって肝臓と筋肉にたくわえられ、必要になるとブドウ糖に戻って、体内でエネルギーとして使われます。世界のほとんどの地域で、主食が米、小麦、トウモロコシ、イモ類などの炭水化物なのは、ブドウ糖が最も効率のよいエネルギー源だからです。

蛋白質や脂肪からもエネルギーを取り出すことはできますが、蛋白質を燃やすとアンモニア、脂肪を燃やすとケトン体という有害な物質が同時にできてしまいます。そのため体には、安全なブドウ糖を優先的に使うしくみがあります。

炭水化物を食べすぎると、体はブドウ糖をどんどんエネルギーに変えて生体活動をおこなう一方で、グリコーゲンとしてたくわえます。こうなると体内にたまった脂肪を使う必要がありません。つまり炭水化物を過剰に摂取すると、脂肪が減らなくなるのです。

内臓脂肪の蓄積に悩む人は、ほぼ例外なく必要以上に炭水化物を食べています。その理由は、ご飯であれ麺であれ、炭水化物は満腹感を与えてくれるからです。スーパーかコンビニでインスタントラーメンの栄養表示を見てください。平均的なしょうゆ味のインスタントラーメンは、カロリーの85パーセントを麺が占めています。炭水化物おそるべしです。

ただし、炭水化物の摂取を減らすといっても、ご飯を現在の量の３分の１減らせば十分です。外食では小盛りにしてもらうとよいでしょう。こうするだけで、すぐ２キログラムぐらい減るはずです。

受診者さんのなかには、昼食だけご飯をやめて１年に３キログラム減った人もいれば、ご飯を毎食３分の１減らして１年に10キログラム以上減った人もいます。

ただし減らしすぎは禁物です。この人たちはもとが食べすぎていたのですから。炭水化物の摂取を必要以上に減らすと、体は仕方なく蛋白質と脂肪を分解し始めますが、先に書いたように、蛋白質や脂肪からエネルギーを取り出すと体内に有害物質が生まれます。ひどい場合は死亡することもあり、とても危険です。

あるとき若い女性の受診者さんが、

「私は炭水化物は一切食べないことにしています」

といいました。それを聞いて、一瞬「まずいな」と思いましたが、受診者さんが続けて、

「だから朝食はバナナにしてるんです」

と真面目な顔でいうので、思わず頬が緩んでしまいました。

幸か不幸か、炭水化物は、お米やパン、麺類以外にも、イモ類、カボチャ、そら豆、レンコン、ゴボウなどの野菜、そしてブドウ糖として果物にも豊富に入っています。もちろんバナナにも。

このように炭水化物は知らないうちに体にかなりの量が入っているので、炭水化物の摂取を減らしても、本当に病気になる人はごくわずかです。しかし、それでもご飯を減らすのは3分の1とし、野菜まで減らしてはいけません。

### ◆体重、カロリー…減らす目安を知るための計算式

おおまかな目安として、３カ月かけて３キログラムくらい減らすだけで、生活習慣病に関連する数値が改善し始めるといわれています。標準体重より10キログラム以上多い人は５キログラムの減量をめざしてください。

標準体重は身長と体重から計算でき、通常は健診の結果表に記載してあります。えっ、捨ててしまいましたか？　健診結果は数値の推移を見ることが大切なので、せめて次の年の結果をもらうまでは残しておきましょう。

肥満の程度を示す国際的な尺度に体格指数（ＢＭＩ）があります。約15万人のデータを分析したところ、ＢＭＩが22の人が最も病気にかかりにくかったことから、ＢＭＩ22を適正体重としています。これを利用して、自分の標準体重を計算することができます。

**身長□（メートル）×身長□（メートル）×22・0＝標準体重□（キログラム）**

たとえば身長が１・70メートルなら、この式にあてはめた場合、

**１・70×１・70×22・0＝63・6**

で、標準体重は63・６キログラムとなります。そのうえで自分はがっちりしていると思

ったら少し増やして65キログラム、華奢《きゃしゃ》な体形と思ったら62キログラムにしてください。

これを実際の体重と比較して、そこから3キログラム、5キログラム落とせばよいのです。

「いや、体重はめちゃくちゃ多いわけじゃないんだけど、おなかなんだよね。腹まわり」

おっしゃるとおり。大切なのは体重ではなく内臓脂肪を減らすことです。

では、そのおなかをしぼるには、1日にどのくらい摂取カロリーを減らせばよいか計算しましょう。これも簡単な計算でわかります。

まず、ご家族などに巻き尺で腹囲を測ってもらってください。まっすぐ立って軽く息をはき、リラックスした状態で、おへその高さで床と平行になるように背中から1周させます。

ここで使う公式は、このようなものです。


**腹囲1センチ＝体重1キログラム＝7000キロカロリー**

これは、腹囲1センチあたり内臓脂肪が1キログラムついていて、そこに7000キロカロリー分のエネルギーが詰まっているという意味です。いいかえると、カロリーの摂取量を7000キロカロリー減らせば、内臓脂肪が1キログラム落ちるということ。ですから腹囲を5センチしぼろうと思うと、7000（キロカロリー）×5（センチ）で、摂取カロリーを3万5000キロカロリー減らす必要があります。

10カ月後の次の健診までにこれだけ減らすには、１カ月に、

**３万５０００（キロカロリー）÷10（カ月）＝３５００（キロカロリー）**

１カ月に３５００キロカロリー減らせばよいのです。１日になおすと、

**３５００（キロカロリー）÷30（日）＝約１１７（キロカロリー）**

つまり１日に１１７キロカロリーずつ減らせば、次の健診で腹囲が５センチ、体重が５キログラム減っていることになります。ちょっと欲張って腹囲を10カ月で10センチしぼりたいなら、この倍で１日に約２３３キロカロリー減らします。

これなら、なんとかなりそうだと思いませんか。普通盛りのご飯が１杯で約２５０キロカロリー、６枚切りトーストが１枚で約１６０キロカロリー、４枚切りなら約２５０キロカロリーなので、このあたりが参考になるでしょう。

１日に１回、これだけ減らせばよいのです。まず脂肪、そして炭水化物を減らしてください。腹囲や体重は毎日一定の割合で減っていくわけではなく、目に見えて結果が出始めるのは１カ月後、ときには３カ月後になることがありますが、続ければ必ず減ります。なお、運動の減量効果についてはあとで述べます。

## ◆食事は「おなかがすいたら食べる」

日本人は倹約遺伝子を持っている人が多いので、欧米人より基礎代謝量が低く、太りやすいと聞いたことはありませんか。倹約遺伝子をひとつ持つごとに基礎代謝量が100〜200キロカロリー下がります。

基礎代謝量とは、心も体も安静にしているときに消費する必要最小限のエネルギーのことで、基礎代謝量が低ければ消費するエネルギーが減りますから、同じカロリーを摂取しても太りやすくなるのは確かです。

そして日本人の基礎代謝量には、もうひとつ、大きな特徴があります。基礎代謝量が季節によって変わり、それにつれて食欲が変動するのです。

図表5は基礎代謝量の季節ごとの変化を、春を100として示したものです。春と夏は、秋と冬より基礎代謝量が15〜20パーセント低いことがわかります。

夏は暑くて汗をかくことから、基礎代謝量が高いと誤解しがちですが、気温が高いおかげでエネルギーを体内で燃やして体温を維持する必要がないため、基礎代謝量が1年で最も低くなるのです。これにともなって食欲も減ります。夏になると「夏バテ防止、しっかり栄養をとりましょう」と、よくいいますが、ここでカロリーの高いものをがっつり食べ

図表5　日本人の基礎代謝量の季節による変化

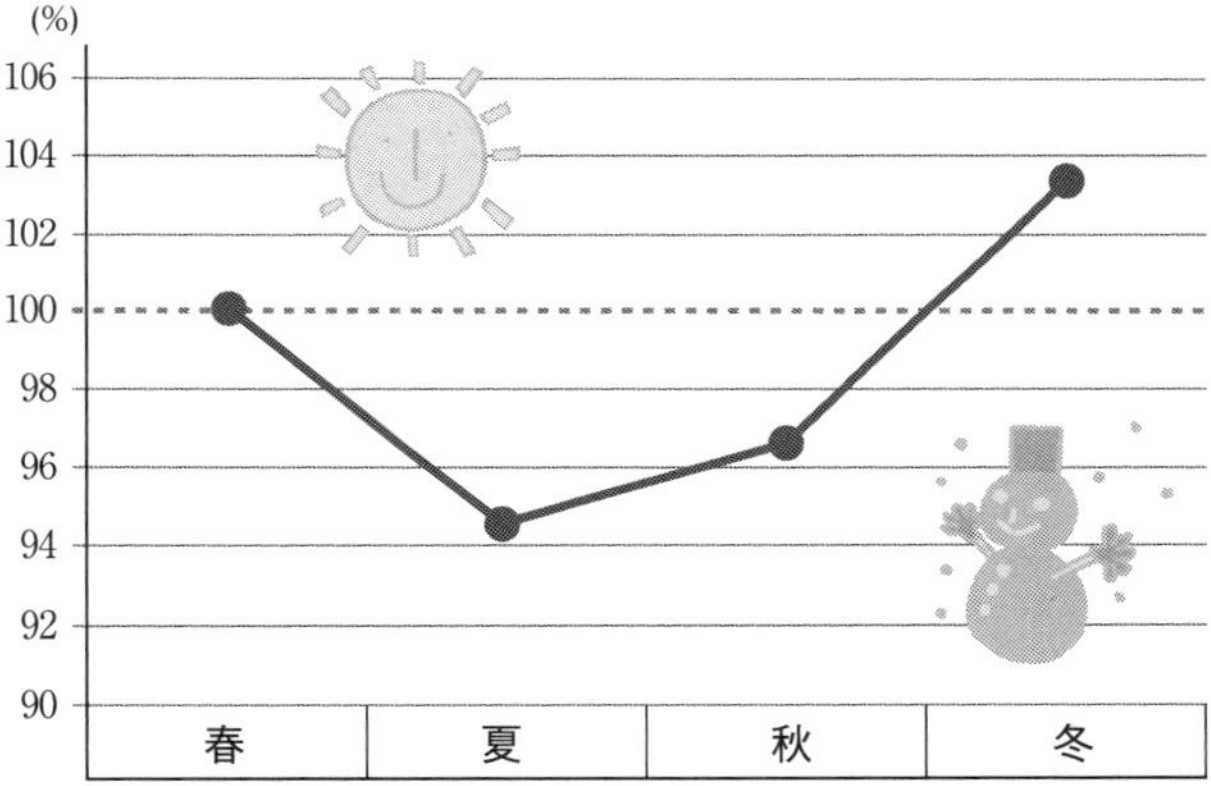


（藤本ら1954：小池五郎「やさしい栄養学」女子栄養大学出版部より）

縦軸は春を100としたときの基礎代謝量、横軸が季節。日本人の基礎代謝量は夏に最も低くなるので、夏バテを心配して食べすぎると太る

たら太るだけです。夏は食が細くなるのが自然なので、体に蓄積できないビタミンやミネラルさえ十分摂取できていれば、あまり神経質になる必要はありません。

大切なのは、

「おなかがすいていたら食べる。どちらでもよいと思ったら食べない」

ことです。何となく食べるのではなく、体の声に耳を澄ませて、本当におなかがすいているか確かめてください。

1日3食食べなくてもかまいません。

1食抜くと太るという人がいますが、それは次の食事で食べすぎたからです。同じことが1週間のカロリー摂取にもいえます。今日は食べすぎたと思ったら、それから数日間、意識して食べる量を減らせばよいのです。

## ◆実は、果物は太りやすく満腹感を覚えにくい

果物には、ブドウ糖、果糖、そしてブドウ糖と果糖が結びついてできたショ糖の3種類の糖が含まれています。この3つの糖の1グラムあたりのカロリーはまったく同じですが、果糖はブドウ糖と違って、食べても血糖値がほとんど上がりません。これがくせもので、血糖値が上がらないと食べすぎにつながるのです。

食事をして血糖値が上がると、小腸からGLP－1というホルモンが分泌されます。GLP－1は満腹シグナルを脳に伝え、食欲を刺激するグレリンというホルモンの分泌を抑えます。これにより食欲が満たされ、満腹感が得られるのです。ご飯をはじめとする炭水化物はブドウ糖がつながってできているので、食べるとすぐ血糖値が上がり、GLP－1が分泌されます。また、水と結びつく性質があるため、ボリュームも感じられます。

これに対して、果糖はただちに肝臓に吸収されて中性脂肪に変わります。血糖値が上がらないのでGLP－1の分泌が増えず、グレリンの産生が下がりません。そのため満腹感が得られず、つい食べすぎてしまいます。

果物は体によいと信じている人が多いのですが、太りやすいことを理解して、適切な量だけ食べるようにしてください。それでこそ、果物に含まれるビタミン、ミネラル、食物繊維による健康効果を生かすことができます。

この果糖は姿を変えて意外なものにも入っています。コンビニに行ったら、デザートの容器の裏にある表示を見てください。原材料のところに「ブドウ糖果糖液糖」と書いてあるはずです。この甘味料は果糖とブドウ糖でできており、その混合比率によって「果糖ブドウ糖液糖」「高果糖液糖」などと表記することもあります。清涼飲料水や乳飲料、ゼリー、ヨーグルト、大部分のアイスクリーム、さらにはノンアルコールビールまで広く使われ、アイスコーヒーに入れるガムシロップのおもな原料でもあります。冷えたデザートはおいしいものですが、非常に太りやすいので用心してください。

## ◆糖質ゼロ、カロリーオフでも油断は禁物

昨今は、健康や美容への効果を強調する食品が店頭にずらりとならんでいます。つい手がのびそうになりますが、実際の効果はわずかで、それどころか糖分たっぷり、カロリーしっかりというものが少なくありません。

たとえば「糖類ゼロ」「糖質オフ」「カロリーオフ」と表示されたビールや発泡酒などの酒類。一見、体によさそうですが、糖質ゼロ、カロリーオフでもカロリーが含まれる製品はたくさんあります。厚生労働省の健康増進法にもとづく栄養表示基準により、100ミリリットルあたり糖質が0・5グラム未満なら「糖質ゼロ」と表示でき、20キロカロリー以下なら「カロリーオフ」と表示できることになっているからです。わかりやすくするためとはいえ、ちょっと基準が甘いのです。

問題はまだあります。この栄養表示基準は、糖類の定義を「ブドウ糖やショ糖などの単糖類と二糖類」としており、これらが入っていなければ無糖と表示してよいことになっています。

しかし、図表6の炭水化物の分類からわかるように、糖の仲間は単糖類と二糖類だけではありません。オリゴ糖やでんぷんなどの多糖類、また甘味料として使われる糖アルコールも糖ですが、この法律では糖類以外の糖質に分類されています。これらの糖のなかには、カロリーがあって、血糖値も砂糖の半分くらい上がるものがあります。しかし法律上は、これらがどれだけ入っていても糖類ゼロ、無糖と表示してかまわないことになっているのです。宣伝にまどわされずに、製品裏面のカロリー表示をしっかり確認することが大切で

## 図表6　栄養表示基準による炭水化物の分類

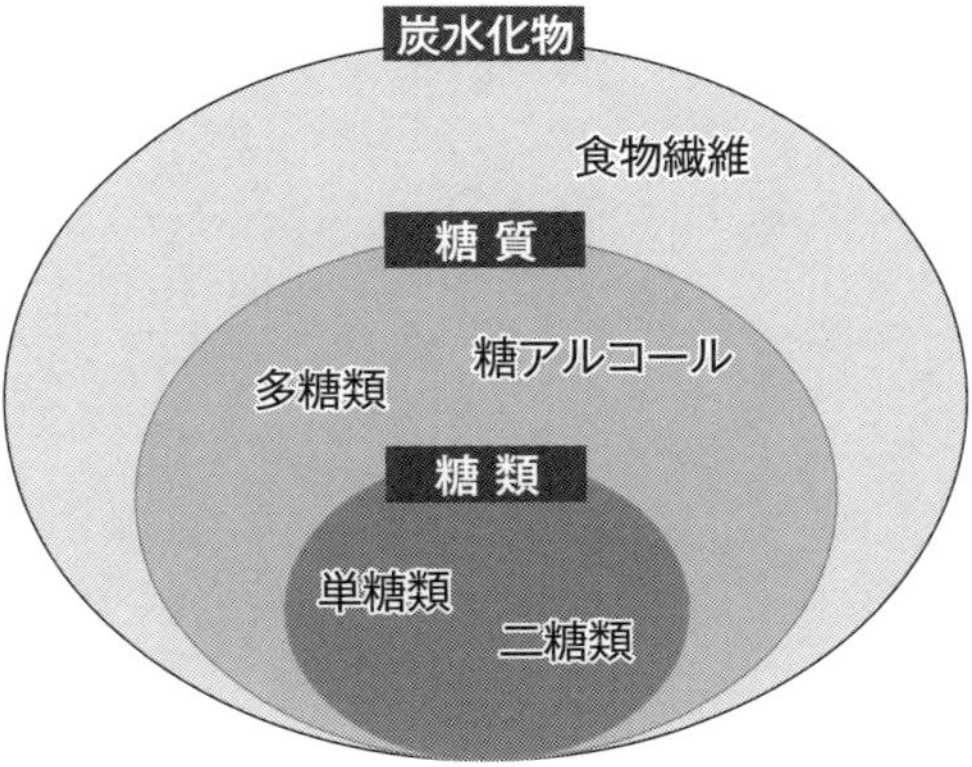


「糖類ゼロ」「無糖」と表示されていても、カロリーがあったり血糖値が上がったりすることがある

す。

ただ、肥満しやすさについていうと、アルコールに入っている糖やカロリーより、アルコールの影響のほうが心配です。アルコールは食欲を高め、内臓脂肪の蓄積を促すホルモンを分泌させます。また肝臓で分解される際に中性脂肪が合成されるので、さらに肥満が進みます。

では、逆に飲酒量を減らせば減量できて、生活習慣病に関連する項目の数値がよくなるのでしょうか？　これを実験したのが、大手金型メーカーに勤務する受診者さん。30代後半の男性です。

「以前は毎日晩酌で1合飲んでいたんですが、会社全体の飲み会のときしか飲まないようにしたんです。それだけで1年で6キログラム減りましたよ！」

そしておみごと、中性脂肪と血圧のB判定がA判定に変わっていました。

## ◆睡眠不足、夜型生活は肥満のもと

経済協力開発機構（ＯＥＣＤ）は、加盟する約30カ国を対象に、睡眠時間に関する調査を定期的におこなっています。これによると日本人の平均睡眠時間は非常に短く、毎回短いほうから1位か2位です。この原因として、総じて寝る時間が遅いことに加えて、睡眠時無呼吸症候群や不眠症の増加が指摘されています。

望ましい睡眠時間は人それぞれで、日中の活動に支障がなければ6時間でも5時間でもかまいません。しかし昼間に眠気やだるさ、頭痛を覚えるようだと明らかに睡眠不足です。

睡眠不足が問題なのは、内臓脂肪がたまりやすくなるからです。果糖の説明でグレリンというホルモンが出てきましたね。グレリンは胃から分泌されて食欲を刺激するホルモンで、脂肪を蓄積して体重を増やす作用もあります。これに対して、脂肪細胞からは食欲を抑えるレプチンというホルモンが分泌されています。この名前は「やせる」という意味のギリシャ語がもとになっています。

これまでに睡眠時間と食欲に関する研究がいくつもおこなわれ、睡眠時間が短くなるほど食欲を抑えるレプチンが減って、逆に食欲を高めるグレリンが増える傾向があることがわかりました。

この結果をグラフにしたのが図表7です。5時間しか眠らない人は、8時間眠る人よりレプチンの濃度が16パーセント低く、グレリンの濃度が15パーセント高くなっています。また、睡眠時間が8時間未満の人にかぎって見ると、睡眠時間が短いほど、実際に肥満度が高いことも明らかになりました。睡眠不足が続くとグレリンが増えて食欲が高まる一方で、レプチンが減るので食欲がおさまらず、つい食べすぎてしまうと考えられます。

睡眠不足の害は太るだけではありません。高血圧の発症率が約2倍高くなり、降圧薬を内服しても十分に下がらなくなるという報告があります。また、インスリンの分泌が減少して高血糖になるうえに、動脈硬化、心臓病、脳血管障害、さらにはうつ病の発症率が上がり、骨粗鬆症《こつそしょうしょう》との関連も示されています。

「そんな話を聞くと心配でよけい眠れないよ。お酒をちょっと飲んで寝てしまおう」

それはどうでしょうか。日本を含む10カ国でおこなわれた国際的な睡眠調査によると、寝つけなくて困ったときにアルコールを飲むと回答した人の割合は日本が最も高く、病院を受診すると回答した人の割合は、逆に日本が最も低くなっていました。

確かにアルコールには高ぶった神経をしずめて眠気を起こす作用があるので、寝つきはよくなるかもしれません。しかし、数時間たってアルコールが分解されると、交感神経の活動が高まって目がさめますし、レム睡眠という浅い眠りの時間が長くなるので疲れがとれにくくなります。また、飲み続けると体が慣れてしまい、眠るのに必要なアルコールの量が次第に増えていきます。

寝る直前までＰＣやスマートフォンを見るのはやめて、部屋の照明を暗めにし、お風呂にゆっくり入ってリラックスしましょう。人間の体温は生活リズムに合わせて変動し、昼間は活動するために上がって夜は下がります。ぬるめの湯につかって体を芯まで温めると、そのあと体温がスムーズに下がるので、そのタイミングで布団に入ると自然に眠れるはずです。シャワーは体内の血管が十分広がるほど体が温まらないので、体温の変動が少なく、寝つきをよくする効果はあまりありません。

この他に、夜型生活では食事誘発性熱産生（ＤＩＴ）が低下するという指摘もあります。人間が消費するエネルギーには、運動によるものと基礎代謝の他に、食べたものを分解する際に出るＤＩＴがあります。食事をすると体が温かくなり、なかには汗をかく人もいま

## 図表7　睡眠時間とレプチンまたはグレリンの分泌量の関係

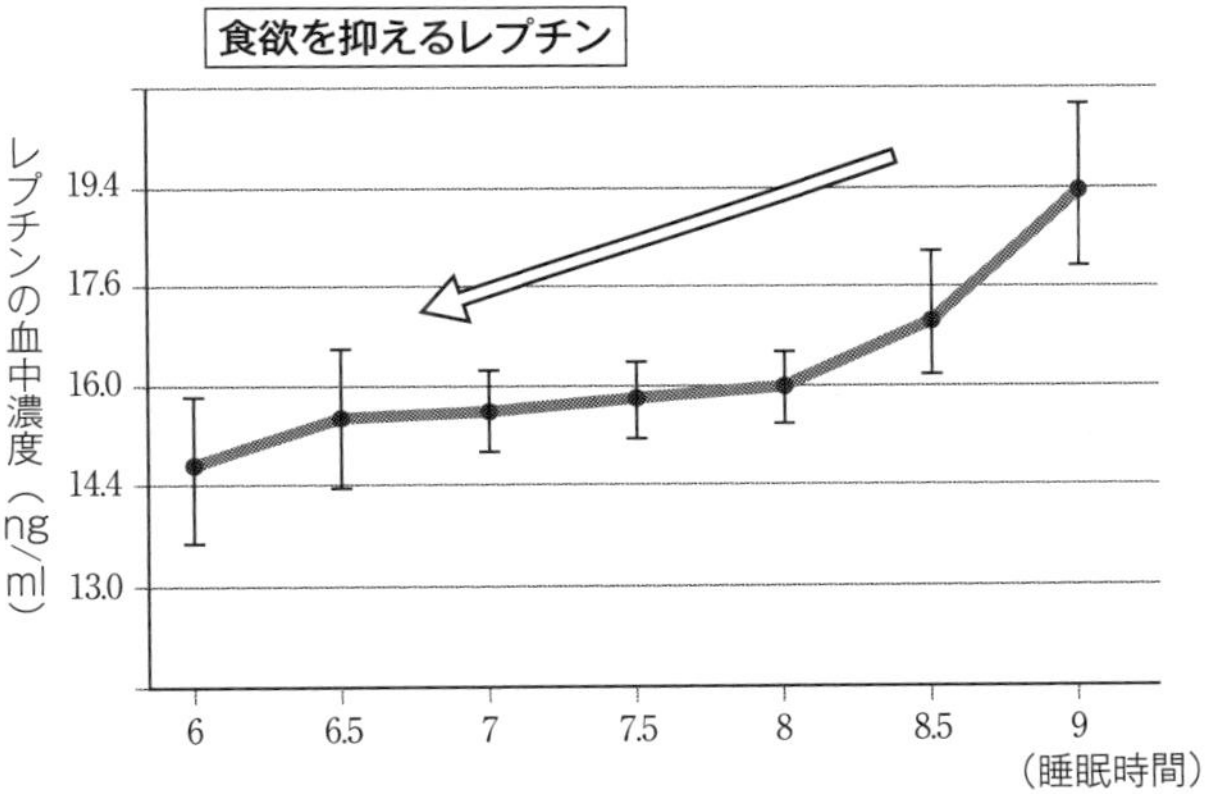


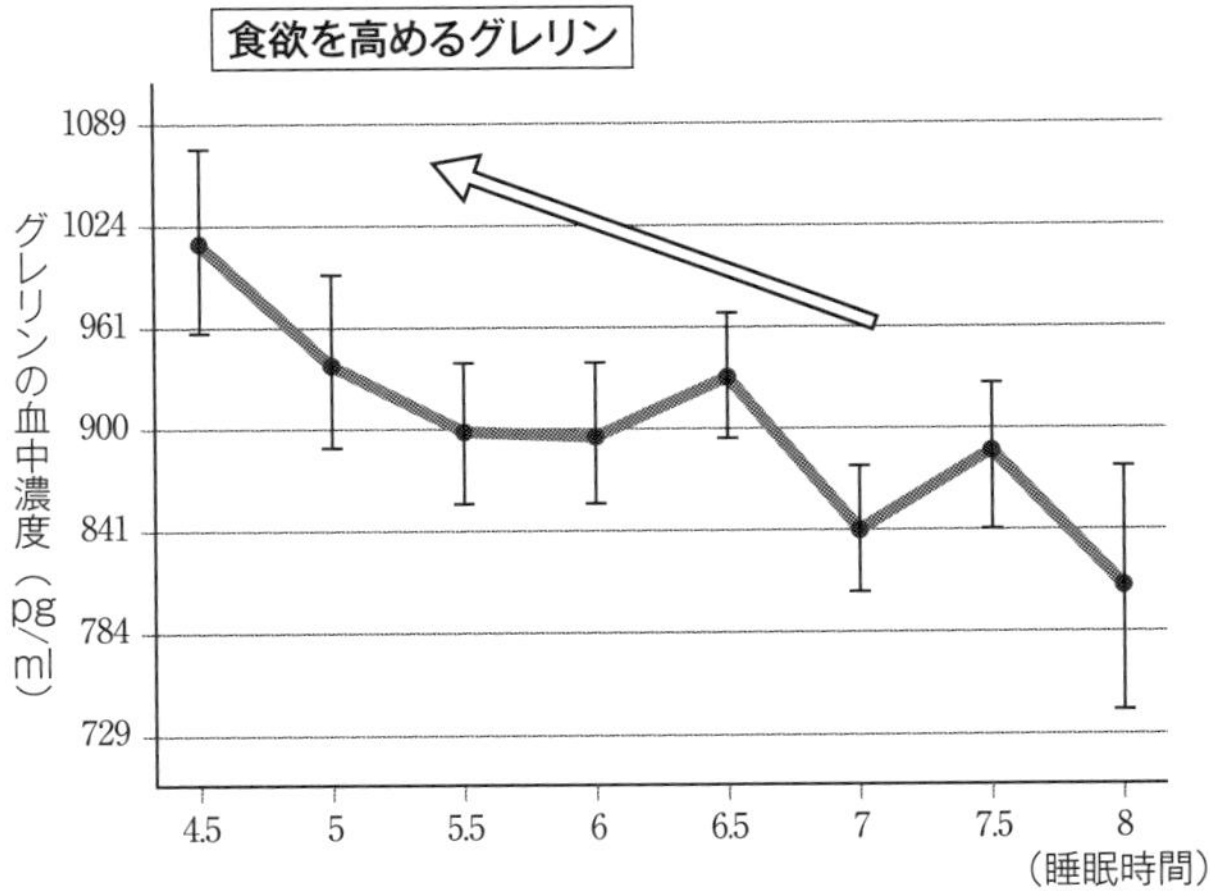


（Taheri S. et al., Short Sleep Duration Is Associated with Reduced Leptin, Elevated Ghrelin, and Increased Body Mass Index. PLoS Med. 2004 Dec; 1(3): e62. より）

縦軸がレプチン、グレリンの血中濃度、横軸が睡眠時間。睡眠時間が短いほどレプチンが少なく、グレリンが多くなっているすね。これがＤＩＴで、１日の消費エネルギーの10パーセント強を占めています。

ところが食事を遅い時間にとる夜型生活では、同じものを食べてもＤＩＴが低いのです。

**生活リズムを整え、睡眠時間を確保する。**これもＡ判定への道です。

## ◆ストレスが強いときほど食べたくなる理由

ストレスがまったくない、という人はほとんどいないでしょう。苦手な上司もいれば、口うるさい近所の人もいます。緊張する場面もあるでしょうし、他にやりたいことがあっても家事を放り出すこともできません。こんなとき、肉類やお菓子などカロリーの高いものがほしくなった経験はありませんか。

「食べてから、しまったって思うんだけど、何か食べないと他のことが手につかないの」

こういう相談が実に多いのです。私も仕事帰りに駅の売店の前で、一瞬、心がゆらぐことがあり、その気持ち、よくわかります。

ヒトの脳では、興奮をしずめて精神を安定させるセロトニンという物質が分泌されています。強いストレスを感じると、セロトニンが減少して不安が高まるので、脳は非常事態と判断してセロトニンの分泌を増やそうとします。

このセロトニンの原料になる物質を豊富に含んでいるのが肉類なのです。また、セロトニンの原料を脳に運ぶにはインスリンの作用が必要なため、甘いものを食べて血糖値を高め、インスリンの分泌を促す必要があります。ストレスを受けると、脂っこいもの、肉類、甘いものが欲しくなるのはこのためです。

何かを食べて気持ちをまぎらわすこと自体は悪いことではなく、それでリラックスできて、ものの見方を変え、対処法を考えるきっかけになるなら、むしろよいことです。

ただし、ストレスがあろうがなかろうが、帰宅したらお菓子を食べるのが習慣になっていたり、少し食べて気持ちが落ち着いても、もったいないからと、ひと袋全部食べたりしていれば肥満になって当然でしょう。

**食べるのはかまわないので、食べる量についてルールを決めてください。**裏面のカロリー表示を見て選び、多少割高でも小さな包装の商品を買い、保存できない食品があまったら、処分するくらいの決意が必要です。健康には代えられません。もったいないと思うなら、はじめから買いすぎないようにしてください。

## ◆男性ホルモンが減ると内臓脂肪が増える

さて、ストレスは中高年男性に内臓脂肪がつく原因のひとつでもあります。

男性ホルモンであるテストステロンには、体内のエネルギー消費を促して脂肪を燃焼させる働きがあります。そのため、20代の頃は焼き肉屋で食べ放題をしようが、チャーシュー麺の大盛りをおなかいっぱい食べようが、あまり脂肪がつきません。それが30歳を過ぎるとテストステロンが減り始め、内臓脂肪が増えてきます。

といっても「年のせい」ではありません。テストステロンの低下を招く原因は、仕事などによるストレスのほうが大きいと考えられています。これは、40～50代の働きざかりの男性より、退職した60代の男性のほうがテストステロンの分泌量が多かったという報告からわかります。ストレスに加えて不健康な生活を続ければ、内臓脂肪がどんどんついてしまうということです。

また多数の男性を長年にわたって観察した研究から、ストレスを感じていると回答した人は高血圧になりやすいこともわかっています。

ストレスという言葉を医学分野で初めて使ったのは、20世紀なかばに活躍したセリエという生理学者です。セリエは、

## 「ストレスとは心身のエネルギーが消耗することだ」

といいました。心身ともに健康な人はエネルギーが十分にあり、バランスも取れています。ところが強いストレスを受けると、ストレスに対処するのにエネルギーを使うので心身が疲れます。この状況を乗り越えて自分の目標を達成し、快適に過ごせる環境をつくることができれば、それに越したことはありませんが、それができないときはストレスを管理する必要があります。いいかえると、エネルギーを有効活用するということです。

エネルギーを仕事だけに注いでいるとか、特定の人間関係のことで頭がいっぱいという状態はエネルギーの使い方のバランスが悪くなっています。こういうときは、運動や旅行、趣味を楽しむ時間を持つなど、気分転換することでバランスを取り戻すことができます。

しかし、肝心なのはここから。気分転換もエネルギーを使うので、エネルギーの全体量が減ってしまっている人には逆効果です。

こういうときは、とにかく心と体を休めてください。静かに過ごして十分眠ることで、心のエネルギー、正確にいうと脳のエネルギーを回復させられます。それでも、つらい、苦しい、おっくうだ、と感じる日が１カ月続いたら、心療内科で相談しましょう。エネルギーが涸れ果てると、うつ病になるおそれもあるので、長びかせてはいけません。

## ◆運動しているのに、やせない人の共通点

これまで見てきたのは、主として内臓脂肪をこれ以上増やさず、減らしやすくするための注意点でした。もっと積極的に、すでについている内臓脂肪を落とすには、どうしたらよいでしょうか。

それには**有酸素運動**が有効です。有酸素運動とは、酸素を十分取り入れながら、あまり強くない運動をじっくりおこなうことをいい、内臓脂肪を減らし、基礎代謝量を増やすことがわかっています。

その代表が**ウォーキング**、**ジョギング**、**サイクリング**、**水泳**です。ウォーキングといっても、のんびり散歩するくらいではだめです。かなり速足で汗ばむくらいの速度で歩いてください。内臓脂肪は皮下脂肪とくらべて脂肪の合成と分解が活発なので、たまりやすい反面、効果的に取り組めば皮下脂肪より先に落ちます。

この有酸素運動にはもうひとつ、意外な効果があります。なんと、男性ホルモンであるテストステロンの分泌量が増えるという報告があるのです。テストステロンは脂肪を燃焼させるとともに、筋肉を増やす作用もあるので、有酸素運動をおこなうことで筋力がついて、さらに脂肪が燃えやすくなります。

厚生労働省は1日に30分以上、できれば毎日、少なくとも週３日以上運動して、１週間で合計１２０分以上おこなうことをすすめています。運動を続けると、運動していないときでも脂肪が少しずつ燃える体質になるとされていますが、運動をやめれば２～３カ月でもとに戻ってしまいます。

有酸素運動では、まず筋肉のなかにグリコーゲンとしてたくわえられているブドウ糖が燃焼し、これがなくなって初めて脂肪の分解が始まります。脂肪が燃え始めるまでに20分くらいかかるので、運動はそれより長く続ける必要があります。

しかし最近の研究で、こま切れにであっても合計20～30分運動すれば、ほぼ同じ効果が期待できることがわかりました。わざわざジムに入会しなくても、生活のなかで運動を積み重ねればよいのです。たとえば駅の階段を5分かけてのぼるだけでも脂肪が燃えます。通勤や買い物の途中で1回5分のこま切れ有酸素運動を何度かおこなってください。

また、朝起きてから夜寝るまで歩数計をつけて、１日１万歩歩く方法もあります。夕方歩数を見て、今日は少ないなと思ったら、ちょっと遠回りして帰る。「ちりも積もれば山となる」で、こんな積み重ねが大きな違いを生みます。１年間、毎日欠かさず７０００～1万歩歩いたことで8キログラム減量し、腹囲が基準範囲に入った受診者さんもいます。

ただし運動の効果は気まぐれです。内臓脂肪を落とすのに成功した受診者さんよりも、「運動してるのに効果がない」「体重もおなかも全然変わらない」と訴える受診者さんのほうがずっと多いのです。いったいなぜだと思いますか？

ブドウ糖が1グラム燃焼すると4キロカロリーのエネルギーが発生するのに対し、脂肪1グラムが燃えると、その倍以上、9キロカロリー発生します。わずかな量で大きなエネルギーを生むのが脂肪の特徴ですが、逆にいうと、脂肪を1キログラム減らそうと思うと相当の覚悟が必要だということです。

先ほどの公式を思い出してください。10カ月で腹囲を5センチしぼるには1日に約117キロカロリーずつ減らし、10センチしぼりたいなら1日に約233キロカロリー減らせばよいのでしたね。では、運動だけで100キロカロリー減らすには、どのくらい時間がかかるかというと、散歩なら32分、速足でウォーキングするか自転車に乗れば24分、階段を上がるか水泳でゆっくりクロールすれば12分です。同じ運動でも体重が多い人ほどカロリーを多く消費しますので、この数字は目安と考えてください。ここにあげたのは体重が60キログラムの場合です。

これでわかるのは、100キロカロリー減らすのにも意外に時間がかかるということです。ちょっと歩いたからといって、おやつにたい焼きを１個食べたら約２５５キロカロリー摂取することになり、運動の効果など吹き飛んでしまいます。

「運動してるのに」という受診者さんの話をよく聞くと、決まって食生活は以前と同じか、むしろ余分にビールやデザートを楽しむようになっています。厳しいいい方をすると、運動していることが言い訳になっているのです。

運動による消費カロリーは想像以上に少ないので、くれぐれも油断しないでください。食生活を変えずにおなかをしぼることはできません。運動は追加の減量法というぐらいに考えるべきでしょう。

## ◆ウォーキング、筋トレ…やせるための運動にはコツがある

有酸素運動とならんでダイエットによいといわれているのが、無酸素運動、別名レジスタンス運動です。

大きな負荷をかけて瞬間的に力を入れるダンベル体操やスクワット、腕立て伏せなどを繰り返すトレーニングで、筋肉を増やすことで基礎代謝が上がることがわかっています。

無酸素運動をしっかりおこなうと、その後、約48時間にわたって基礎代謝が高い状態が続

くという報告もあり、それだけ脂肪がつきにくくなります。

これだけ聞くといいことずくめの無酸素運動ですが、大きな問題が2つあります。まず、急に強い運動を始めることで体調を崩す人がいることです。ケガだけでなく、特に血圧がB判定の人は無酸素運動で心拍数や血圧が上がりやすいので十分に注意してください。トレーニングの前後には必ずストレッチなどをおこない、何かの病気で通院している人は必ず主治医の先生に相談して許可を得るようにしましょう。

もうひとつは効果の問題です。これまで筋力トレーニングをあまりしてこなかった人は無理のない範囲でおこなえばよいのですが、正直にいうと、その程度では大きな効果は期待できません。がんばって筋肉を1キログラム増やしても、基礎代謝量はせいぜい20キロカロリー増えるだけ。これはキャラメル1粒分のカロリーで、これによる体重の減少は1年で1～2キログラムとされています。体力があって、プロなみのトレーニングを続けられる人でないかぎり、無酸素運動だけで基礎代謝量を十分高めるのは難しいと思います。

一般の米国人を対象に有酸素運動と無酸素運動の効果を比較した研究でも、有酸素運動は無酸素運動とくらべて消費できるカロリーが67パーセント多く、内臓脂肪を減らす効果も高いという結果が出ています。

そして、健診センターでおこなった聞き取り調査で、興味深いことがわかりました。この調査は、１年前とくらべて腹囲が10センチ以上減った男性を対象に、どうやっておなかをしぼったかたずねたものです。

すると圧倒的に多かった回答は、「徒歩ないし自転車通勤」と「腹筋運動」でした。徒歩通勤では往復で６～７キロメートル、自転車通勤では片道30～40分くらいかけて毎日通勤していると答えた人が多く、帰宅してから毎晩５キロメートルジョギングするという人もいました。これらは典型的な有酸素運動です。もう一方の腹筋運動は、どの人も毎日70～１００回実施したと回答しました。出張先はもちろん、お正月も休まずおこない、体が慣れてきたら、より負荷の高いトレーニングに切りかえた人もいました。

先に書いたように、腹筋をはじめとする無酸素運動は、通常は効果があまり期待できません。専門家のなかにも腹筋だけで腹囲は減らないと断言する人もいるくらいです。

しかしじっくり話を聞くと謎がとけました。腹筋が習慣になると心のスイッチが入り、１日中、どうやっておなかを引きしめるか考えるようになるのだそうです。せっかく努力しているのに、よけいなものを食べて太りたくないと思って飲食を控え、エレベーターに乗らずに階段を使うようになる。こうして腹筋運動だけでなく有酸素運動もおこない、食生活も改善することで本当に腹囲が減って、体重が下がるのです。運動は数字であらわれるので継続しやすく、生活習慣全体を変えるきっかけになるということです。

さて日本人間ドック学会は、２０１４年に調査対象施設で人間ドックを受診したうちの約３１３万人の検査結果を分析し、Ａ判定ではなかった人の割合を項目別に算出しました。すると多い順に以下のようになりました。

・肝機能…33・７パーセント
・コレステロール…33・６パーセント
・肥満…29・９パーセント
・血糖…24・４パーセント
・血圧…23・９パーセント
・中性脂肪…14・４パーセント

内臓脂肪を落とすことで、これらの項目をすべて改善できる可能性があります。ここからは、肥満以外の項目について、特に気をつけたいことを見ていきましょう。

## 2. 肝機能

肝臓は右のわき腹にあります。成人では１２００～１５００グラムくらいあり、体内で最も大きな臓器です。健康診断で肝機能のＢ判定が続いたら、肝炎ウイルスに感染していないか調べてもらってください。ここでは感染していないことを前提に、肝機能がＢ判定だった人で多く見られる脂肪肝の対策を考えます。

### ◆お酒を長く楽しみたいなら飲み方を変える

第２章で述べたように、最近は肥満による脂肪肝が半数以上を占めており、アルコール性の脂肪肝は以前より少なくなりました。肥満度を体格指数（ＢＭＩ）によって３つの段階に分けると、ＢＭＩが25以上30未満の肥満１度の人は約30パーセント、ＢＭＩが30以上35未満の肥満２度の人では約80パーセントに脂肪肝が見られるといわれています。このとき肝臓は全体に腫れて大きくなり、顕微鏡で観察すると、肝臓の細胞に水滴のように脂肪が入り込んでいるのがわかります。

しかし実際は、肥満に飲酒が重なって脂肪肝になる人がかなりの人数にのぼります。アルコール性脂肪肝の人が大量の飲酒を続けると、10～20パーセントがアルコール性肝炎になり、さらに飲み続けると10～20年で肝硬変に移行します。

しかし、ここでよいお知らせ。肝臓は回復力が高いので、脂肪肝になってもB判定の段階であれば、3週間くらい禁酒するともとの状態に戻ります。

では、こうやってときどきA判定に戻しながらお酒を楽しめばよいのでしょうか。

いいえ、残念ながらそうはいきません。アルコールによる害は蓄積すると考えられており、1日に飲む量を減らしても、休肝日をもうけても、肝障害の進行を先にのばしているだけなのです。

検査数値に表れてこなくても肝障害は進んでいき、飲酒量の合計が一定量を超えると肝硬変になるとされています。そのため、一時的に飲酒量を減らしてA判定になっても、飲酒を再開すると前回より障害が速く進みます。

日本人男性を対象とした調査によると、脂肪肝の発症率が最も低かったのは3週間に3～4回飲む、いいかえると、週に1回程度飲む人たちでした。海外の研究からも同様のデータが得られています。

図表8　アルコール飲料換算表

| | | | |
|---|---|---|---|
| ビール | アルコール度数 5度 | 中瓶1本 | 500ml |
| 日本酒 | アルコール度数15度 | 1合 | 180ml |
| 焼酎 | アルコール度数25度 | 0.6合 | 約110ml |
| ウイスキー | アルコール度数43度 | ダブル1杯 | 60ml |
| ワイン | アルコール度数14度 | 1/4本 | 約180ml |
| 缶チューハイ | アルコール度数 5度 | 1.5缶 | 約520ml |
| 純粋なアルコールの量 | | | 20g |

（アルコール健康医学協会の資料を改変）

ビール中瓶1本、日本酒1合に含まれる純粋なアルコールの量は、ともに約20gで、ほぼ同じ

体に入る純粋なアルコールの量が問題なので、アルコール飲料の種類は関係ありません。

図表8からわかるようにアルコール飲料に含まれる純粋なアルコールの量をもとに換算すると、日本酒1合（180ミリリットル）とビール中瓶1本（500ミリリットル）がほぼ同じです。

アルコールを長く楽しみたいなら、週末だけのお楽しみにすべきだということです。

# 3. コレステロール

## ◆卵、イクラは大丈夫。本当に避けたい食品はこれだ！

コレステロールが高いと聞くと、反射的に「卵を控えなければ」と思う人が少なくありません。この話のもとになったのは、約１００年前にロシアでおこなわれたウサギを使った実験です。ウサギに大量に卵を食べさせたところコレステロールの数値が上がりました。しかしその後の研究により、この結果は人間にはあてはまらないことがわかっています。

コレステロールは生体活動に欠かせない物質ですが、ウサギは草食動物なので、通常なら口からコレステロールを摂取することはありません。その代わり、必要なだけ体内で合成する能力があります。その一方で、余分なコレステロールを体外に排出するしくみが発達していないので、この実験のように人工的にコレステロールを摂取させると、食べたら食べただけコレステロールの数値が上がってしまいます。

これに対して、人間はコレステロールの約70パーセントを肝臓などで合成し、残りの30パーセントを食事からとっています。そのため、コレステロールの摂取量が増えた場合は、体内での合成を抑えると同時に、余分なコレステロールを体外に排出するしくみがあります。こうすることで血液中のコレステロール濃度をつねに一定の範囲内に保っているのです。このように、同じ哺乳類でも体のしくみが違うので、人間は卵を少しばかり食べたところでコレステロールの数値が上がることはありません。

それでも、コレステロールを過剰に摂取したり、体内でのコレステロールの合成が増えたり、加齢や病気によりコレステロール濃度を調節する機能が低下したりすると血中コレステロール値が上がります。では、こうしてB判定になった人がA判定に戻すには、どんな食品に気をつけたらよいのでしょうか。

コレステロールは体内で合成されるほうが多いことを考えると、コレステロールを含む食品を避けるより、コレステロールの合成を促す食品を避けることのほうが大切です。その代表が飽和脂肪酸を含む食品です。

脂肪はすべて脂肪酸とグリセロールという2種類の物質でできています。グリセロールはすべて同じですが、脂肪酸にはさまざまな種類があり、その性質の違いによって脂肪を大きく2つに分けることができます。飽和脂肪酸と不飽和脂肪酸です。

このうち不飽和脂肪酸は体内でのコレステロールの合成を高めません。卵はカロリー全体に占める脂肪の割合が60パーセントと比較的高いものの、不飽和脂肪酸が多いので、食べてもコレステロール値が上がる心配がほとんどありません。同じく誤解されやすい、イカ、タコ、イクラなども同じです。

図表9に、コレステロールの合成を促す食品と、あまり心配ない食品をまとめました。魚に含まれる油も不飽和脂肪酸ですし、オリーブ油やサフラワー（紅花）油などの植物性油も不飽和脂肪酸でできています。

これに対して、牛肉、豚肉の脂《あぶら》は大部分が飽和脂肪酸です。バター、生クリームやアイスクリーム、パンや焼き菓子、ファストフードにもご用心。スナック菓子やチョコレート、インスタント麺にはほとんどコレステロールが入っていませんが、飽和脂肪酸が豊富です。

といっても、スナック菓子はともかく、肉類を徹底的に避けたり、特定の食品を過剰に摂取したりするのは問題です。筋肉には、血液のなかのブドウ糖を取り込んで血糖値を下げたり、基礎代謝量を維持したりする働きがありますが、肉を食べないと筋肉の量が減ってしまうからです。高齢者では転倒の危険が高まるうえに、肉に多くて魚に少ないビタミンやミネラルが不足することにもなります。

その逆に、コレステロールの合成を高めない不飽和脂肪酸であっても、大量に摂取する

## 図表9　コレステロールの合成を促す食品

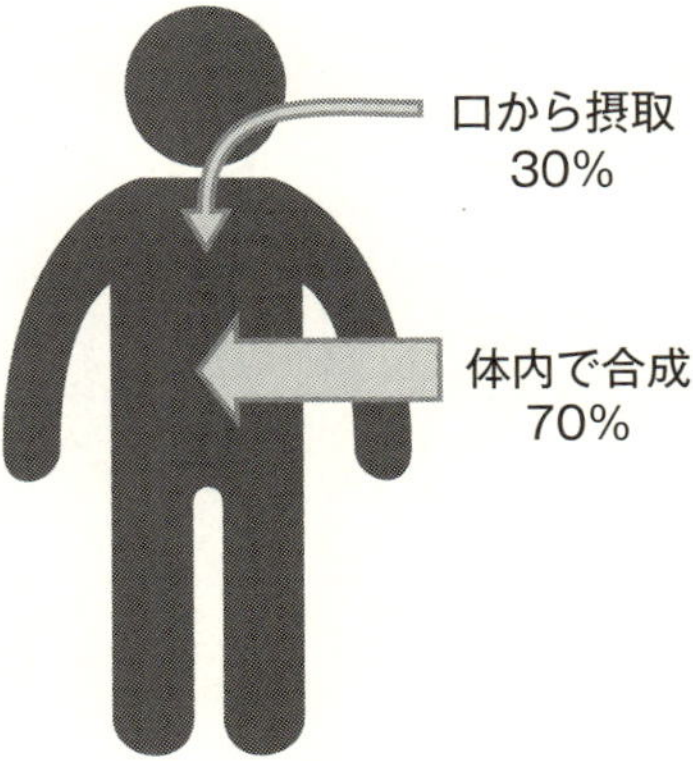


**コレステロールの合成を促す食品**

肉の脂身や霜降り肉、ソーセージ、バター、
生クリームなどの乳製品、パンや焼き菓子、
スナック菓子、チョコレート、インスタント麺など

**コレステロールの合成を促さず、
コレステロール含有量も少ない食品**

豆腐、みそなどの大豆製品、魚、
野菜、海藻、果物、ゴマ油など

**コレステロールを含むものの、
あまり心配ない食品**

卵、イカ、タコ、魚の卵、鶏肉など

コレステロールを含む食品ではなく、コレステロールの合成を促す食品を避けるのがポイント

とアレルギー性疾患や、乳がん、前立腺がんなどの発症率が上がるという指摘があります。健康によいといわれるオリーブ油も使いすぎはおすすめできません。これについてはこのあとの中性脂肪のページを参照してください。

極端に走らず、肉など飽和脂肪酸を含む食品を1食べたら、魚や大豆などの不飽和脂肪酸を含む食品を2食べるのがちょうどよいバランスだと思います。

## ◆動脈硬化予防に「魚の脂」が効く

健診の基準範囲の見直しを進めている専門家委員会は、中間報告においてLDLの基準範囲を大幅に引き上げました。たとえば65歳以上の女性は84〜190ミリグラムです。大規模な健診データを分析したところ、LDLが相当高くても、実際には健康と思われる中高年女性が大勢いると判明した、というのがその理由です。女性のLDLはそれほど「悪玉」ではないのでしょうか。

実は大規模な国際調査からも、日本人、特に日本人女性は、LDLが高くなっても欧米人ほど動脈硬化が進行しない人が多いことがわかっています。その原因として考えられているのが、日本人のLDLに多く含まれるEPA（エイコサペンタエン酸）とDHA（ドコサヘキサエン酸）です。

動脈硬化を起こすのはＬＤＬそのものではなく、ＬＤＬが酸化してできる酸化ＬＤＬです。そしてこのＥＰＡとＤＨＡには、ＬＤＬが酸化ＬＤＬになるのを防ぐ作用があるのです。どちらも不飽和脂肪酸で、サバ、アジ、イワシ、サンマなどの背中の青い魚に豊富です。伝統的に魚を多く摂取してきたことが日本人のＬＤＬの性質を変えたのです。

最近は魚の摂取量が減ったといわれていますが、サプリメントを飲む必要はないと思います。背中の青い魚を中心に、週に3回くらい魚を食べれば十分でしょう。

ただし、魚で動脈硬化が起きにくくなるといっても、ＬＤＬの数値自体が下がるわけではないので、その点は誤解しないでください。近年人気のマグロの赤身やサケは、ＥＰＡとＤＨＡがあまり多くありません。

魚の他に、豆腐をはじめとする大豆製品を多く食べるのも有効です。ブラジルに移民して現地式の食事をしている日系人は、日本で暮らす日本人よりコレステロールの数値が上がります。ところが、この人たちに豆腐を毎日食べてもらったところ、10週間で数値が改善したそうです。

また、野菜、果物、大豆、キノコ、海藻類に多い食物繊維は、腸のなかで余分なコレステロールを引き寄せて、一緒に体から出ていきます。積極的に食べてください。

### ◆念のため甲状腺機能の確認を

LDLが高い人、特に女性に思わぬ病気が隠れていることがあります。甲状腺機能低下症です。第2章で、バセドウ病をはじめとする甲状腺機能亢進症ではLDLの数値が下がると書きましたが、その逆と考えてください。甲状腺ホルモンには、肝臓に働きかけてLDLを肝臓に取り込ませ、血液中のLDL濃度を下げる作用があるので、甲状腺がホルモンを十分つくれなくなるとLDLの数値が上がります。LDLが基準より高い人のうち10人に1人が甲状腺機能低下症だったという報告もあり、めずらしい病気ではありません。

バセドウ病と同じく、甲状腺機能低下症で現れる症状も、ストレスや加齢、更年期障害によるものと似ています。そのため、本人はもちろん、医師も甲状腺機能低下症と気づかず、通常の高コレステロール血症として治療をおこなっている例がかなりあると推測されています。

患者さんは圧倒的に女性が多いものの、男性にも起こります。減量し、禁煙もしたのにLDLが下がらないとか、LDLが高いだけでなく疲れやすい、むくみやすい、寒がりになったなどの症状がある場合は、内科で甲状腺の働きを調べてもらいましょう。

## ４．中性脂肪

中性脂肪はコレステロールと違い、動脈の壁にたまって直接動脈硬化を起こすことはありません。しかし、ＬＤＬを増やしてＨＤＬを減らす作用があるうえに、ＬＤＬの酸化を促して動脈硬化を進行させます。この中性脂肪、体内に意外に多く存在しています。体についた脂肪はすべて中性脂肪のかたまりなのです！

### ◆魚は中性脂肪を下げる。オリーブ油は下げない

魚に含まれるＥＰＡとＤＨＡは、動脈硬化の進行をふせぐだけでなく、中性脂肪の数値を下げるのにも役立ちます。ＥＰＡは中性脂肪の合成を抑え、その分解を促すことで体内の中性脂肪を減らします。もう一方のＤＨＡにも中性脂肪を減らす働きがあります。

これに対して、脂肪を減らすと信じられているオリーブ油には注意が必要です。オリーブ油にはオレイン酸が豊富に入っており、このオレイン酸が心筋梗塞などの心臓病の発症

率を下げると発表されたことから、オリーブ油は体によいといわれるようになりました。

しかし必ずしもそうではないようです。オリーブ油を使っても体内のLDLが増えないのは事実ですが、すでに体内にあるLDLや中性脂肪を減らすほどの効果はありません。そして、いくらオリーブ油でも、大量に使ったり、頻繁に摂取したりすると、逆に心臓病の発症率が高まるおそれがあります。なぜでしょう?

答えは簡単で、油のおもな成分は中性脂肪だからです。オリーブ油であろうが、ゴマ油であろうが、大豆油、コーン油、アマニ油、なんであれ、油はすべて中性脂肪でできていて、大さじ1杯で約110キロカロリーあります。オリーブ油がLDLを直接増やすことがないとしても、オリーブ油を摂取すれば、しっかり体について、肥満すれば動脈硬化も進みます。

減量したい、動脈硬化をふせぎたいと思うなら、LDLを上げにくいというわずかな効果に目をうばわれるより、油そのものの使用を控えるほうが確実です。

### ◆アルコールは1日1合まで

アルコールは食欲を増進させ、肝臓での中性脂肪の合成を高めます。そのため男性は、就職してお酒を飲む機会が増えるにつれて中性脂肪の数値が上がり、内臓脂肪が増えていきます。30代から50代でピークになった中性脂肪の数値が減り始めるのは60歳を過ぎてから。これまでの研究から、日本人男性で動脈硬化が進む最大の原因は、中性脂肪の増加によるＨＤＬの減少であることが明らかになっています。そのため、働きざかりの時期や、定年をむかえて、いよいよ自分の人生を楽しもうというときに心臓病や脳血管障害で倒れる人があとを絶ちません。

アルコールは日本酒換算で１日１合までにして、早いうちに中性脂肪をＡ判定まで下げておきたいものです。

## 5. 血糖

「糖尿病は肥満している人がなる病気」と思っていませんか？

実際は、糖尿病患者さんのＢＭＩの平均は普通体重におさまっており、血糖値が高くない人の平均よりわずかに高い程度です。特に男性は内臓脂肪を蓄積しやすいので、おなかが少し出る程度でも危険信号です。

## ◆膵臓の機能は休ませれば回復する

日本で糖尿病が増えた原因のひとつが食生活の変化です。食の欧米化により脂肪の摂取が大幅に増えたことが、内臓脂肪の蓄積につながりました。内臓脂肪はインスリンの働きを悪くする物質を分泌するので、内臓脂肪がたまると血糖値が上がりやすくなります。

この逆に摂取量が減少したのが炭水化物です。100年前の日本人は、カロリーの80パーセントを炭水化物から摂取していました。現在では、この比率が50〜60パーセントまで下がっています。お米を食べる量も60年前の半分以下になりました。日本人はもともとインスリンの分泌量が欧米人の半分から4分の1しかありません。こういう日本人が炭水化物をあまりとらなくなると、どうなるでしょうか。

はじめのうちこそ膵臓はインスリンの分泌量を増やして、なんとか必要な糖分を吸収しようとします。しかし内臓脂肪が蓄積していると、せっかく分泌したインスリンが十分作用しません。脳からインスリンの分泌を増やすよう指令がくるので膵臓はがんばりますが、次第に疲れて細胞数が減少し、脳の指令にこたえることができなくなります。こうして、ついに十分な量のインスリンを分泌できなくなって糖尿病を発症するのです。

**血糖がB判定というのは膵臓が疲れ始めている証し**です。こういう人は炭水化物を減らしてはいけません。炭水化物の摂取量を大きく減らす低炭水化物食は死亡率が高まる、というデータもあることから、日本糖尿病学会は極端な低炭水化物食に警鐘を鳴らし、糖尿病の予防と治療においては、摂取カロリーを減らすことを最優先すべきだとしています。炭水化物を食べるから血糖値が上がって糖尿病になる、というわけではないので間違えないでください。ただし、先に書いたように炭水化物を摂取しすぎると内臓脂肪が減らなくなります。

血糖をA判定に戻すためのカギは膵臓をいたわることです。食べる順番を工夫して血糖値がゆっくり上がるようにすれば、膵臓は少しずつインスリンを分泌すればよいので負担が軽くなり、機能が回復することがわかっています。

図表10は、ご飯と野菜サラダのどちらを先に食べるかで、血糖値の上がり方が大きく変わることを示すグラフです。野菜サラダを先に食べると血糖値がおだやかに上昇し、一番高くなったときの数値も低くなっています。これは、野菜が先におなかに入ることでブドウ糖の吸収が遅くなるからです。まっ先にご飯をかき込むのではなく、野菜や肉、魚などのおかずを先に食べてから、ご飯を食べるようにしてください。

そしてよくかんで、落ち着いた気持ちで食べましょう。早食いすると血糖値が急激に上

### 図表10　食べる順番による血糖値の上昇の違い

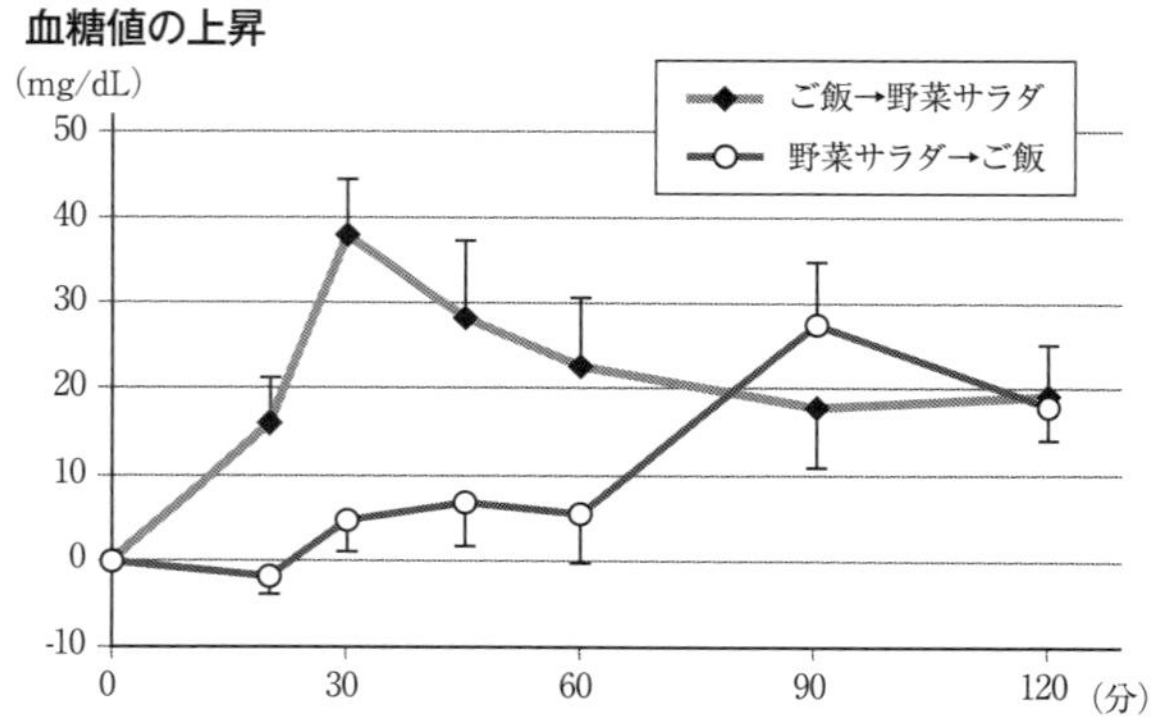


（金本郁男，井上 裕，守内 匡，山田佳枝，居村久子，佐藤眞治：城西大学薬学部医薬品安全性学講座、他。公表雑誌：糖尿病 53(2), 96-101, 2010 より）

縦軸は食事開始時点をゼロとする血糖値の変化、横軸が食事開始からの時間。食べる順番を変えるだけで血糖値の上昇がおだやかになり、膵臓への負担を軽くできる

がり、膵臓に一気に負担がかかります。いうまでもありませんが、いくら吸収が遅くなってもカロリーの摂取量は変わりませんよ。

## ◆血糖値を下げたいなら有酸素運動を

糖尿病になる人がほとんどいなかった時代の日本人は、よく歩いていました。自動車が普及し、カロリーの総摂取量に占める脂肪の割合が増すにつれて、血糖値上昇に悩む人が増えたのです。

先に書いたように、体内に入ったブドウ糖は筋肉と肝臓に取り込まれ、グリコーゲンとしてたくわえられます。運動する習慣ができている人は、食後に血液中のブドウ糖が筋肉に取り込まれやすく、血糖値がすみやかに下がります。つまり血糖値が上がりにくくなるのです。筋肉を増やすには無酸素運動がよいのですが、内臓脂肪型肥満のところで見たように、これにはかなり厳しい筋力トレーニングが必要です。

もうひとつの方法は有酸素運動で内臓脂肪を減らすことです。内臓脂肪はインスリンの働きを低下させる物質を分泌しているのでしたね。その一方で、脂肪細胞は正反対の作用を持つ物質も産生しています。この物質の代表がアディポネクチンで、筋肉や肝臓に働きかけてブドウ糖の取り込みを促すことで、インスリンの効果を高めています。

ところが、食べすぎや運動不足で内臓脂肪が増えると、アディポネクチンが減ってしまいます。デスクワークなどで座っている時間が１日あたり１時間長くなるごとに、糖尿病の発症率が22パーセント上がると指摘する研究者もいます。

血糖に関連する項目がB判定で、これまであまり運動してこなかった人は、まず有酸素運動を始めましょう。１回30～60分の有酸素運動を週３回以上、３カ月続けたら、内臓脂肪が減ってアディポネクチンの分泌量が明らかに増えたという報告があります。

## ◆タバコをやめればインスリンの効果がアップする

このアディポネクチンを減らしてしまう生活習慣が見つかっています。タバコです。1日に吸う本数が多い人ほど血液中のアディポネクチンの濃度が低く、1日20本以上吸う人は、まったく吸わない人とくらべてインスリンの効果が半分以下になっています。B判定だった人は今こそ禁煙すべきです。禁煙すれば半年でアディポネクチンが30パーセント増えることがわかっています。

……こう書くと、こんな質問が飛んできそうです。

「でも、タバコやめると体重増えますよね。そしたら何にもならないんじゃないですか？」

はい、その点は心配いりません。日本でおこなわれた研究によると、禁煙した人の約80パーセントで体重が増え、その増加は平均2キログラムでした。ところが禁煙によって増えるのは大部分が皮下脂肪なので、体重増加による健康への影響は意外に少ないのです。

とはいえ、急激な増加は内臓の負担になるので、できるだけ体重を維持するよう、有酸素運動に力を入れてください。

### ◆歯周病治療で血糖値が改善する!?

血糖値が上がる原因のなかにはちょっと意外なものもあります。歯周病は歯ぐきの炎症で、進行すると歯をささえる骨が溶けて、歯が抜けることもある、あなどれない病気です。

糖尿病患者が歯周病になりやすいことは以前から知られていましたが、近年、この逆に、歯周病があると糖尿病の発症率が上がることを示すデータが集まっています。歯周病をしっかり治療したらＨｂＡ１ｃの数値が改善したという報告もあります。

糖尿病と歯周病の関係については、完全には明らかになっていませんが、現在考えられている説明は以下のようなものです。

体のどこかで細菌感染が起きると、細菌が出す毒素に対抗するために、体がさまざまな物質を分泌します。ところがこれらの物質のなかにはインスリンの働きをさまたげるものがあり、その結果として血糖値が上がるのではないかというのです。

歯周病は慢性的な炎症なので、体全体の生体反応に影響を及ぼしてもおかしくありません。血糖がＢ判定だった皆さん、歯周病があれば治療しておいてください。

## 6. 血圧

高血圧の原因は塩分のとりすぎといわれてきましたが、もっと大きな原因が見つかっています。

かつて東北地方は高血圧から脳出血を起こす人が非常に多く、大きな問題になっていました。事態を改善するために専門家らが調査したところ、興味深いことが判明しました。

東北のなかでも、脳出血による死亡率が低い地域に住む人は、塩分摂取量が少ないだけでなく、海藻や野菜を多くとり、新鮮な魚を食べ、アルコールの摂取量が少なかったのです。この調査結果から学べる教訓は現代にも通じるものです。

### ◆野菜や果物、海藻が塩分の排泄を促す

「DASH《ダッシュ》食」という食事法をご存じでしょうか。DASHとは、「高血圧にならないための食事法（Dietary Approachs to Stop Hypertension）」を意味する英語の頭文字で、米国国立衛生研究所（NIH）が考案しました。一般的な欧米の食事より野菜や果物が多

く、乳製品は低脂肪のものにして魚を増やし、肉やお菓子を減らして、全体的に低脂肪、低カロリーになっています。

米国で高血圧患者さんにＤＡＳＨ食を3週間食べてもらったところ、降圧薬の効果を上回るほど血圧が下がりました。塩分は減らしていません。この実験をおこなった研究者らは、高血圧の原因は塩分の過剰摂取ではなく、果物と野菜の摂取不足なのかもしれないと考えています。

日本高血圧学会による「高血圧治療ガイドライン２０１４」にも、よく似たデータが掲載されています。それが図表11のグラフです。これは参加者に、減塩、減量など、生活習慣をひとつだけ変えてもらって、血圧がどのくらい下がるか調べた研究結果をまとめたものです。

これによると、効果が最も高かったのがＤＡＳＨ食で、ついで減塩と減量、そして運動、節酒と続きました。減塩したグループは1日あたりの塩分摂取量を実験前より平均4・6グラム減らしました。日本人の塩分摂取量は平均約10・0グラムなので、半分近く減らしたことになりますが、そこまでしてもＤＡＳＨ食にかなわなかったということです。

ＤＡＳＨ食の効果の源と考えられているのがカリウムです。新鮮な野菜や果物、海藻に

## 図表11　生活習慣の改善による血圧の低下

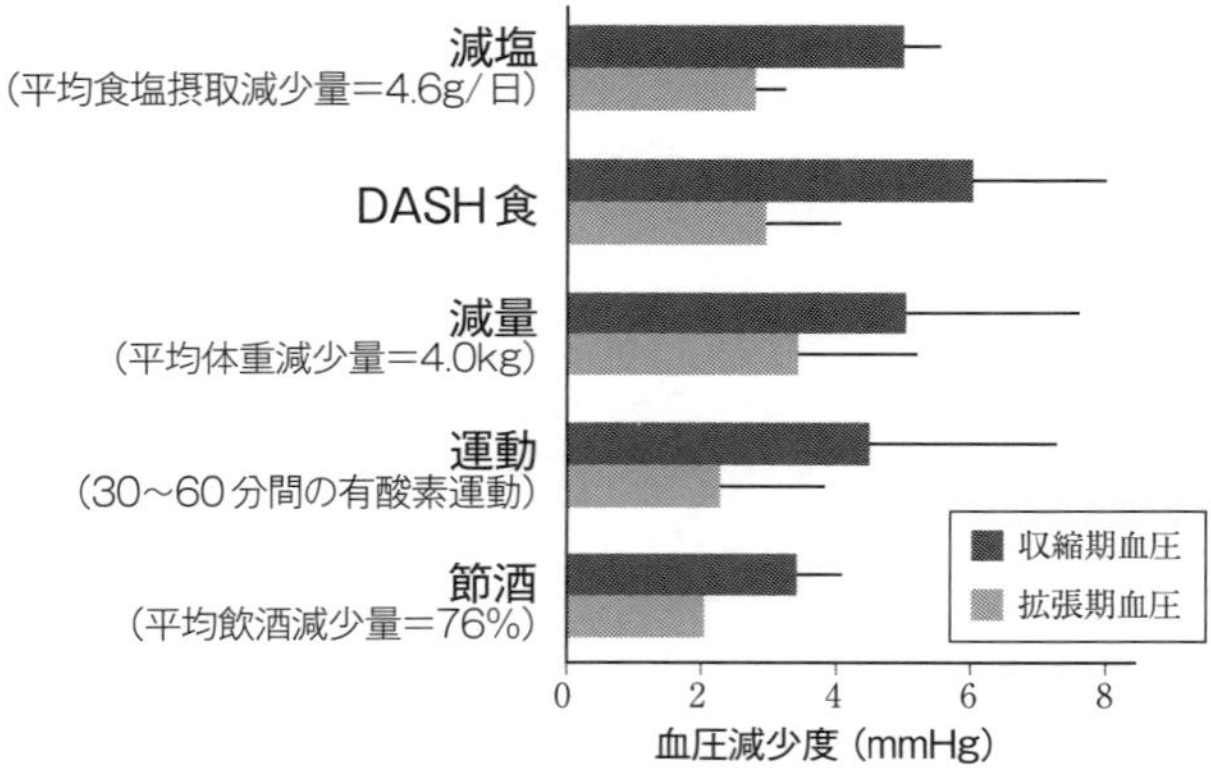


(日本高血圧学会「高血圧治療ガイドライン2014」より)

生活習慣をひとつだけ変えて血圧がどのくらい下がるか調べたところ、最も効果的だったのがDASH食で、減塩と減量、運動、節酒と続いている

多く含まれており、余分なナトリウムを引っぱって一緒に体の外に出す働きがあります。カリウムをしっかり摂取している高血圧患者さんは、そうでない人とくらべて降圧薬を中止できる人の割合が高いこともわかりました。

カリウムはナトリウムと同量摂取するのが望ましいとされています。日本人の平均的な塩分摂取量10・0グラムには、ナトリウムが3・9グラム入っているので、カリウムも同じく1日3・9グラム摂取しなければなりません。

しかし、実際には男性が1日約2・3グラム、女性は2・1グラムしか摂取できておらず、男女とも約2倍に増やす必要があります。

野菜はゆでるとカリウムがゆで汁に出てしまうものが多いので、下ゆでする代わりに電子レンジを活用し、煮て調理する場合は煮汁も食べるようにしてください。カボチャ、ニンジン、アスパラガスなどは、ゆでてもカリウムの量がほとんど変わりません。おかずをつくる時間がなければ、みそ汁やスープに野菜や海藻をたっぷり入れてもいいですね。

## ◆魚、肉、豆類…血圧の上昇をふせぐ蛋白質

東北地方でおこなわれた調査で、新鮮な魚の摂取が注目を集めました。魚は質のよい動物性蛋白質を含み、そのなかの含硫アミノ酸という成分に、血管を丈夫にして、血圧を下げる効果があるからです。蛋白質を十分摂取すると収縮期血圧と拡張期血圧の両方が下がって高血圧の発症率が40パーセント低くなるというデータもあります。

さらに、１００歳以上の百寿者を対象にした調査によると、男性も女性も、日本人の平均とくらべて、蛋白質、特に動物性蛋白質を多くとっていることがわかりました。動物性蛋白質は、肉、魚、卵、乳製品などに多く含まれています。ただし、肉から摂取しようとすると脂肪も一緒にとることになりがちなので注意が必要です。

動物性蛋白質だけでなく、植物性蛋白質、特に豆類も血圧の上昇を抑えます。日本、中国など大豆をよく食べる国の女性と、欧米などあまり食べない国の女性をくらべると、大豆を食べている女性は更年期を過ぎてからも血圧が上がりにくいという報告があります。

## ◆血圧を上げないお酒の適量

アルコールを毎日飲むと血圧が上がり、アルコールを飲まない10歳年上の人の平均血圧と同じくらいになるといわれています。血管が10歳老けるということです。アルコール飲料の種類による差はなく、体に入る純粋なアルコールの量が増えるほど血圧が上がります。

アルコールの分解にかかわる酵素の働きには個人差があり、持って生まれた遺伝子で決まります。日本人を含む東アジア人は、40パーセントの人がこの酵素の働きが弱く、少し飲むだけで顔が赤くなって、体に影響が出始めます。最近の研究で、酵素の働きが強い人と弱い人をくらべたところ、酵素の働きが弱い人は、強い人の半分飲むだけで血圧が上がることがわかりました。

血圧を上げずに飲める量は日本酒換算で1日1合までです。B判定の人なら1～2週間禁酒するだけで血圧が下がり始めますが、また毎日飲めばすぐもとに戻って、動脈硬化が進み、次第に重度の高血圧に移行します。こうなると後戻りできません。アルコールとのつきあい方を変えるのは今です。

そしてアルコールあるところタバコあり。タバコを１本吸うと収縮期血圧が20ミリ上がり、特に朝起きぬけの１本は40ミリも押し上げます。第２章で見たように、喫煙は動脈硬化を促す独立した原因なので、飲酒も喫煙もとなると血圧が下がるはずがありません。

## ◆自律神経の乱れと血圧の関係

ここに追い打ちをかけるのがストレスです。ストレスによる血圧上昇に関係するのが、自律神経のひとつ、交感神経で、分泌されるアドレナリン、ノルアドレナリンなどの物質が心拍数や血圧を上げます。ちなみに、自律神経には交感神経と副交感神経があり、前者は日中の活動時に、後者は夜の安静時に働きが強くなります。

ストレスを招く原因がなくなれば血圧は下がるのが普通ですが、ストレスが長期間続くと、そうはいきません。多数の男性を長年にわたって観察した研究から、ストレスを感じることが多いと回答した人は本格的な高血圧になりやすいことがわかっています。では、その逆に、社会的なストレスが少ない人はどうでしょうか。

これを明らかにするために、ちょっと面白い研究が欧州でおこなわれました。教会の修道女と、その教会の女性信者それぞれ約140人に協力してもらい、20年間にわたって血圧を測定して比較したのです。図表12を見てください。

すると、女性信者らが加齢にともなって血圧が上がったのに対して、修道女らは高齢になっても血圧が変わりませんでした。

修道女は社会とほとんど接触しないためストレスを受けにくく、心をおだやかに保つ修練を積んでいます。それに加えて、規則正しい生活を送り、食事内容も違うでしょうから、この血圧の差は受けるストレスの強弱だけによるものではありませんが、生活習慣によって血圧はここまで変わるのです。

## ◆1日30分の有酸素運動で血圧が下がる

高血圧を予防し、改善するのにも有酸素運動が有効です。できれば毎日30分以上、ややきつめの有酸素運動をおこなってください。先に書いたように歩数計をつけて歩くのもいいですし、手のひらに入る大きさのボールや小物を握っては離す、繰り返し動作をすすめる専門家もいます。

## 図表12　受けるストレスの強さによる血圧上昇の違い

収縮期血圧と拡張期血圧の平均値

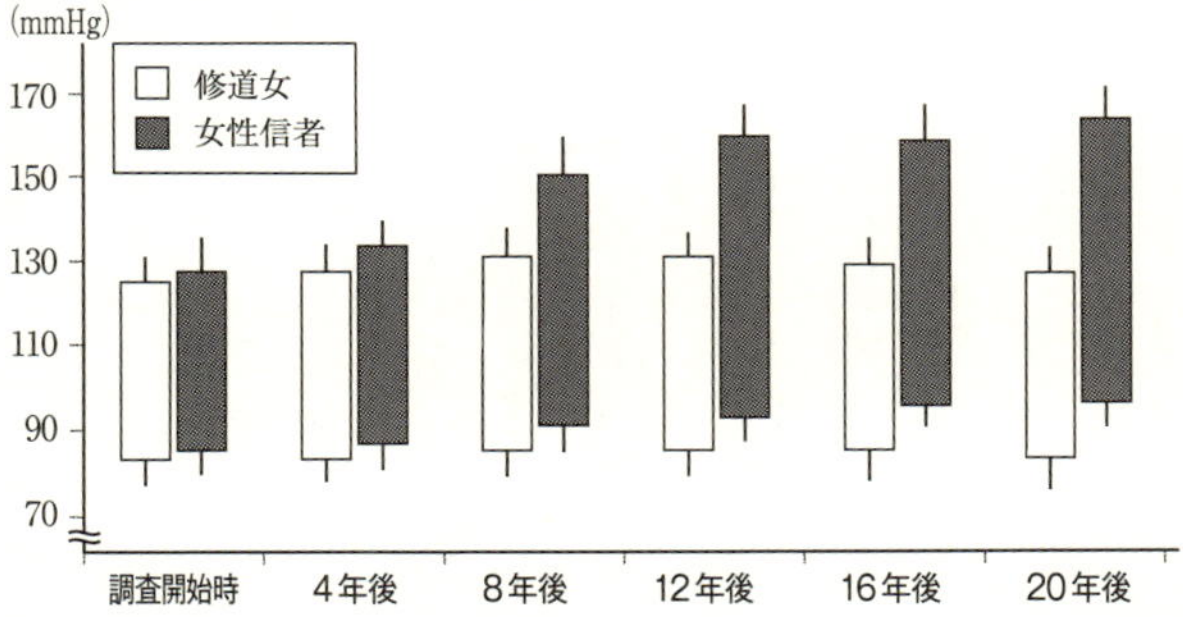


(Timio, M. Age and blood pressure changes: a 20-year follow-up study of nuns in a secluded order. Hypertension 12: 457−461, 1988 より)

縦軸は収縮期血圧と拡張期血圧の平均値、横軸は調査開始からの年数。受けるストレスの強弱だけでなく、食事内容の違いなど、他の要因も重なっていると思われるが、修道女の血圧は上昇傾向を示していない

近年になって、運動で血圧が下がる科学的なしくみがわかってきました。

動脈の内側の壁を覆う細胞を内皮細胞といい、この細胞は血管の壁をなかから支えるだけでなく、さまざまな物質を分泌しています。そのひとつが一酸化窒素で、一酸化窒素には血管をゆったり広げて血圧を下げる働きがあるのです。この一酸化窒素の産生が減少するかその働きが悪くなると、血管が広がりにくくなって血圧が上がると考えられています。

有酸素運動には内皮細胞からの一酸化窒素の分泌を増やす効果があり、これによって血圧が下がることが期待できます。

どんな運動でもよいのですが、大切なの

は続けることです。せっかく効果が出ても、やめてしまうと2週間でもとに戻るといわれています。

ここまで、特に生活習慣が影響する検査項目について、B判定をA判定に戻すうえで大切な点を見てきました。

ここで取り上げなかった、貧血、膵臓、腎臓などの項目は、生活習慣以外の原因がかかわっている可能性があります。たとえば貧血は鉄欠乏性貧血が大半を占めますが、鉄分を多く含む食品を食べれば解決とはいきません。何らかの原因で、体内で出血しているおそれがあるからです。

膵臓や腎臓、胸部X線検査、胃部X線検査、尿検査などで異常が見られた場合も同様で、原因を明らかにするのが先決です。B判定であっても、第2章を参考にして、あてはまる場合は専門医と相談してください。受診するときは結果表を忘れずに持参しましょう。

# 第 4 章

今の自分に必要な検査がわかる！

# 病気にならない
# 健診の受け方、活かし方

### ◆健康診断が受けられるのは日本だけ!?

健康診断や人間ドックを1度も受けたことがない人は、ほとんどいないでしょう。日本には優れた健診制度があって、赤ちゃんから75歳以上のいわゆる後期高齢者まで、すべての人が何らかの健診を受けられるようになっているからです。

そのための法律、規則は多数あり、労働安全衛生法、学校保健安全法、高齢者の医療確保に関する法律、健康増進法、感染症法、がん予防重点教育及びがん検診実施のための指針など、ちょっと複雑です。

働く人を対象にする健康診断が日本で始まったのは1911年（明治44年）、なんと100年以上前のことです。当時、国民病といわれた結核の早期発見、早期治療が目的でした。現在では、生活習慣病の予防と早期発見をおもな目的に、最低でも年に1回、深夜業や危険な物質を扱うなどの特別な仕事をしている社員には年2回、定期健康診断がおこなわれています。なかには人間ドックを実施する会社もあり、通常の検査項目の他に腹部超音波検査や胃部X線検査、内視鏡検査、眼底検査などが加わり、医師や保健師による保健指導も受けられます。

これらの健診にかかる費用は会社が負担するのが普通です。健診には保険がきかないので、かなりの出費になるでしょう。それでも健診がおこなわれる背景には、働く人が1日の大半を職場で過ごすことから、会社は社員の健康にも一定の責任を負うべきだという考え方があります。

海外には健診制度自体存在しないか、あっても医師の診察の他にごく簡単な検査をおこなうだけのものがほとんどなので、日本を長寿世界一に押し上げた原動力として、国民皆保険制度とともに健診制度をあげる専門家もいます。

海外で健診が盛んでない理由は、なんといっても公的な医療保険制度が普及していないことです。たとえば米国で健診といえば、民間会社の健康保険に加入している人が、その保険契約で決まった項目について調べてもらう程度です。医療費が高額なため、よほどはっきりした自覚症状が出るまで病院を受診せず、何年、何十年も医学的な検査を受けたことがないという人が少なくありません。日本で暮らす私たちは恵まれているといえそうです。

## ◆「健診」と「検診」の違い

Prevention in better than cure.（予防は治療にまさる）

これは16世紀初頭に活躍した高名な人文学者、デジデリウス・エラスムスのものとされる有名な言葉です。日本のことわざでいうと「転ばぬ先の杖」でしょうか。エラスムスの母は医師の娘だったと伝えられており、エラスムス自身も医療について見識があったのかもしれません。エラスムスが生きた時代から500年後の現代、病気を治すことに力点をおく臨床医学をおぎない、誰もが心身ともに健やかに天寿をまっとうすることをめざす予防医学が大いに注目されています。

身近な予防医学には、健診、がん検診、予防接種などがありますが、ここで注目。「健診」と「検診」、漢字が違いますね。変換間違いではありません。健診は健康診断、正式には健康診査の略です。3歳児健診といえば3歳児健康診査のことで、3歳児の健康状態を見るために総合的な検査をおこないます。

これに対して検診は、特定の病気にかかっていないかだけを調べて、万が一見つかったら早期治療に結びつけるための検査です。このように目的が違うので、健診と検診は予防医学のなかの位置づけが少し違います。

予防医学では病気の予防を3つの段階に分けて考えます。

1．病気をふせぐための一次予防…健康診断や人間ドック、予防接種など
2．病気を早期発見し、重症化をふせぐための二次予防…特定の病気を見つけるための検診の他、高血圧が原因で脳卒中が起きるのをふせぐために降圧薬を使うなど
3．再発をふせぐための三次予防…退院の際の生活指導、通院してのリハビリテーション、腎臓透析など

さて、この一次予防、二次予防、三次予防のうち、最も効果があるのはどれだと思いますか？

答えは一次予防です。**まだ病気になっていない段階で病気を封じ込めることができれば、病気で苦しむ人がいなくなり、誰もが病気を忘れて健やかに過ごせるようになる**からです。

しかし、効果をあげるのが最も難しいのも一次予防です。皆さんおわかりのように、自覚症状がまったくなく、何の不都合もなく暮らしている人に生活習慣をかえりみてもらうのは簡単ではありませんからね。

## ◆健診前の摂生、効果はどこまであるのか？

会社の掲示板に、恒例の健康診断のお知らせが張り出されました。
「うわ、健康診断か。また何か指摘されるんだろうか。前より太ったし、これはまずい。まずいよなあ」

不安が小さな棘《とげ》のように心に刺さり、1日中チクチク痛みます。日が経つにつれて次第に重くのしかかり、いよいよ来週ともなると、もう、いてもたってもいられません。

そんなとき考えることは皆同じです。そう、健康診断に備えて、ありったけの知恵をしぼって生活を整えるのです！　お酒、タバコをやめ、おやつをやめ、会社の食堂では、これまで目もくれなかった野菜サラダに手をのばします。夜は歯を磨いたら、はやばやと布団に入り、暗闇のなかで自分に、こういい聞かせます。
「これだけがんばったんだもん。きっと大丈夫」

さて、このように、健診でよい成績をとるために、普段と違う生活を送るのは意味があるのでしょうか。まず、どのくらい前から準備すれば健診結果が変わるのか、考えてみましょう。

健康診断で実施するよう厚生労働省が定めているのは次の11項目です。実施する順番に決まりはありません。医師の了承があれば、年齢などにもとづいて一部の項目を省略することができます。

1. 問診による既往歴および業務歴の調査
2. 自覚症状および他覚症状の有無の検査
3. 身長、体重、腹囲、視力および聴力の検査
4. 胸部X線検査および喀痰《かくたん》検査　※喀痰検査は省略あり。また妊娠中の人、ならびに妊娠の可能性がある人は胸部X線検査を省略
5. 血圧の測定
6. 貧血検査（血色素量および赤血球数）
7. 肝機能検査（GOT、GPT、γ-GTP）
8. 血中脂質検査（LDLコレステロール、HDLコレステロール、血清トリグリセライド〈＝中性脂肪〉）
9. 血糖検査（空腹時血糖またはHbAIC）　※年齢によって省略あり

10．尿検査（尿中の糖および蛋白の有無の検査）
11．心電図検査　※年齢によって省略あり

これらの検査の結果はいったい何カ月前の体の状態を見ているのでしょうか。

このうち、直前の食事の影響を受けるのは血糖値と中性脂肪です。採血の前に看護師さんが「最後に食べたり飲んだりしたのはいつですか」と聞くのは、血糖検査の結果を判断するときに考慮するためです。しかし同じ血糖検査でもＨｂＡ１ｃは違います。これは過去１～２カ月間の血糖値の平均がわかる検査で、血糖値が高い状態が続くと上がり、血糖値が低い状態が続くと下がります。直前の食事の内容で変わることはありません。

これ以外では、肝機能検査のひとつであるγ-ＧＴＰが、検査前数日間の飲酒の影響を受けます。個人差はあるものの、２週間飲まなければγ-ＧＴＰの数値が半分程度になるという報告もあるので、理屈のうえでは健康診断の１週間くらい前から食事内容に気をつけ、禁酒すれば、血糖値、中性脂肪、γ-ＧＴＰはある程度下がるでしょう。とはいえ基準値まで下がるかは別です。もとの数値が非常に高ければ、多少下がっても知れています。

これ以外の肝機能とＬＤＬ、またこの項目には入っていませんが、尿酸などの数値を改

善するのは一筋縄ではいきません。ＡＳＴ（ＧＯＴ）とＡＬＴ（ＧＰＴ）のうち、特にＡＬＴ（ＧＰＴ）は血液中から消えるのに時間がかかるので、いったん数値が上がると、しばらく高値が続きます。そのため、よくある脂肪肝や軽いアルコール性肝障害であっても、破壊された肝細胞をもとどおりにして、数値を下げるには健診の２カ月くらい前から取り組む必要があると思います。

ＬＤＬもそうです。ＬＤＬを減らすには有酸素運動が有効ですが、数値に変化があらわれるのに数カ月かかります。これでは１週間後の健診には、とても間に合いません。もうひとつあげた尿酸は、内臓脂肪が多くて中性脂肪が高い人で数値が上がりやすく、これも改善の効果が出るのに３カ月はかかるでしょう。

あれこれ引っかかっていた人が一念発起して禁煙し、大幅にダイエットして健康的な生活を送るようになっても、検査数値がすっかりきれいになるには、２年くらいかかる印象です。生活習慣病はその名のとおり、長年の生活習慣が発症と進行に大きくかかわっています。健診前に生活を整えたくなる気持ちはわかりますが、**泥縄式で得られる効果は限定的**だということです。

私が女性だから安心するのでしょうか、受診者さんが自分から「今日に備えて１週間、夜食をやめました」などと話してくれることがよくあります。健診医の立場からいうと、現状を正確に把握するという意味では、特別なことをせずに受けていただくほうがよいのですが、健康を害するような不自然な努力をするのでなければ、**たとえ短期間でも健康を意識するのはよいこと**です。

それで、そういうときは、「意外におなかすかなかったんじゃないですか?」とか、「毎日飲まなくても平気だったでしょう?」と聞くことにしています。すると皆さん、たいていキョトンとして、「あれ、そういえばそうだね。驚いたよ」とおっしゃいます。

健康診断の目的のひとつは生活習慣の改善につなげて病気を予防することです。あえていえば、大切なのは結果そのものではなく生活習慣を変えるきっかけにすることです。

ある受診者さんからこんな話を聞きました。数年前のある日、仕事帰りにタバコを買おうとして、うっかり100円玉を落とし、それが自販機の下に入ってしまったのだそうです。手持ちは1万円札しかありません。あとでまた来るのも面倒なので、結局買わずにすませ、1カ月たって気づいたら30年間吸っていたタバコをやめられていたというのです。

どんな小さなこともきっかけになります。どうせなら一時しのぎではなく、本当にすっきりきれいな体になりたいですね。

## ◆検査を毎年受けることのメリット

病気が止まってくれないとなると、健康診断はできるだけ毎年受けるほうがよいのでしょうか。もちろんそうなのですが、特に注意が必要な人と、やむを得ない場合は1回くらいなら受けなくても大きな問題が起きにくい人がいます。

たとえばA判定が続いていて、他に持病がない人なら、少なくとも生活習慣病に関連する項目については1、2年のあいだに悪化するおそれは低いと思います。しかし血のつながった親戚に生活習慣病で治療を受けている人がいるとか、体重やお酒の量が増えた、となるとそうはいきません。また**B判定があった人は次回必ず受けるべき**でしょう。

ときどき、持病があって通院中の人から、

「病院で血液検査やってるんだけど健診受ける必要あるの？」

と聞かれることがありますが、**病院での検査と健診は別もの**と考えてください。

病院では治療中の病気に関係する検査にしか保険がきかないので、体の状態を広く調べることができません。そのため、同じように血液検査をしていても、調べる項目が違う可能性があります。

これに対して健康診断では全体的な健康状態がわかるので、健診結果を持参すると、特に内科系の先生にとっては治療や指導を進めるうえで大いに参考になります。また、病院での定期的な検査を1回なしにして、代わりに健診を受ければ、そのぶん医療費の支払いが安くなるメリットもあります。通院中の人は会社や地域で健康診断を受けることをあらかじめ主治医の先生に話しておいてください。

これ以外に、**できれば毎年受けたほうがよいのは、がんに関連する検査**です。たとえば私が勤務する健診センターでも、1年間に通常の胸部X線検査を受けた約23万人のうち、30人以上から肺がんが見つかっています。乳がん、胃がん、大腸がんが発見された人もいます。もし、この人たちが、その年、健診を受けていなかったら、気づかないまま進行していたかもしれません。

さらに法律の話をすると、会社勤務の人がしかるべき理由なしに健診を受けずにいると、会社から何らかの処罰がくだることがあります。労働安全衛生法には健康診断を受けない社員に対する罰則規定はありませんが、会社が就業規則で独自に受診義務をもうけている場合は、処罰してもかまわないと考えられています。

また、万が一仕事が原因で病気になったり、けがを負ったりしたときに、労災認定で不利益をこうむることがあります。労災は正式には労働者災害補償保険といい、認定されると治療費や休業（補償）給付などが支給されます。しかし、受けられたはずの健康診断を受けていなかったとか、健診で異常を指摘されていたのに本人が対策をおこたったと判断されると、全額支給されないことがあるのです。

ただし、かかりつけの病院など外部の医療機関で所定の検査を受けて、その結果を提出すれば、会社の健診を受けなくてもよいことになっています。これについては、事前に会社の健診担当者と相談してください。

そして定年退職した人は、自治体が実施する特定健診でも人間ドックでもよいので、継続して健診を受けることを忘れないでください。60代は、ただでさえ、体の状態が曲がり角をむかえる時期ですし、退職にともなう生活の変化は心身に大きな影響をもたらすからです。これからの人生を思う存分楽しむためにも、自分の身は自分で守るという自覚を持って健康管理につとめてください。

## ◆「精密検査を受けたら異常なし」が起きる理由

「前回、尿検査で引っかかって病院行けっていわれたんですよ。それで、わざわざ行ってきたのに結果は異常なし」

怒りをたたえた目でこちらをじっと見る受診者さん。こういうときは、すかさず、「おお、それはよかったじゃないですか！　そうやってちゃんと調べておけば安心ですよ」と、大げさなくらい喜ぶことにしています。そうすると怒りの持っていきようがなくなった受診者さんがちょっと冷静になってくれます。

「でも、ちょっとは異常があるならともかく、全然問題ないっておかしくないですか？」

いいえ、おかしくはありません。

これまでにも書いてきたように、健康診断と病院での検査はまったく別ものです。**健康診断は大勢の人を対象に実施するスクリーニング検査**です。スクリーニングとは、一見、健康で、自分でも健康だと思っている人たちを対象に、注意するべき病気の徴候がないか判断するためにおこなう「ふるいわけ検査」のことです。そのため健康診断では、できるだけ安く、短時間でできる検査のうち、心配な徴候を十分に検出できるものを選んで実施しています。いわばコストパフォーマンスの高い検査です。単純に結果の正確さだけで見ると、最新の技術を駆使する高価な検査にはかないません。

そんな制約のもとで疑わしい人をさがすのですが、スクリーニング検査である以上、絶対に許されないのが見落としです。ここで見落としたら、その人は、よほどはっきりした自覚症状が出るまで病院に行くことはないでしょう。健診結果が「異常なし」というのは、健康だというお墨つきを与えることだからです。そのあいだに病気は確実に進行します。健診で異常を指摘されて病院を受診する人のうち、本当に病気が見つかるのはごく一部ですが、健診の目的をふまえてご理解いただければと思います。

健診医は、かぎられた検査結果からあらゆる可能性を考えて、受診をすすめるかどうか判断します。「結果表を持って受診してくださいね」と告げるとき、頭のなかでは最悪の病気の可能性も考えているので、「精密検査を受けたら異常なかったよ」と聞くのは本当に嬉しいものです。

## ◆基準値はこうして決められる

前回健診を受けたときのことを思い出してください。２週間から1カ月くらい経つと結果表が送られてきます。ドキドキしながら結果を見て、「ああ、ＬＤＬが少し高いんだ」などと、がっかりした人もいるでしょう。数値が基準値より高かったということですね。

この基準値、いったいどうやって決めているのでしょうか。

図表13　基準値(基準範囲)の決め方

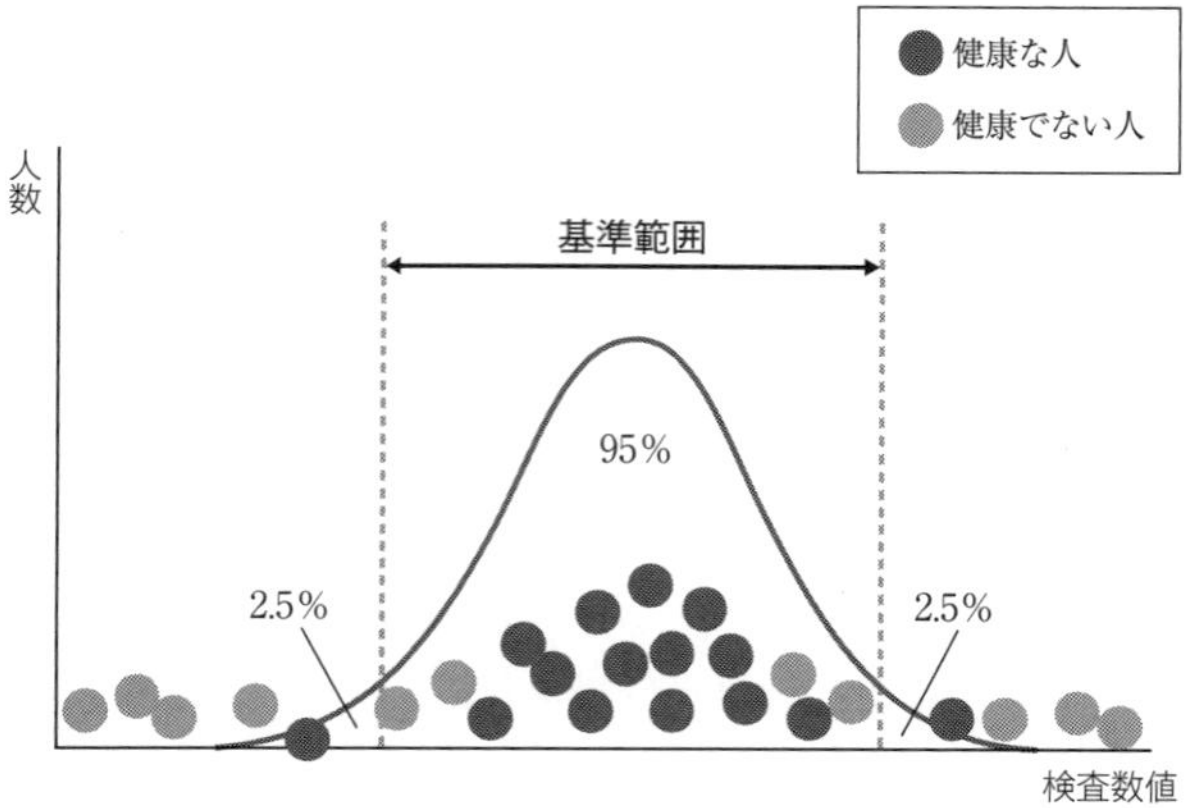


健康と思われる大勢の人の検査数値を高い順に並べ、真ん中の 95%が分布している範囲を基準範囲とする。基準範囲に入っていれば健康、はずれたら異常、ということではない

## 1．健康と思われる人の検査数値の分布から決める

耳の形や足の大きさが一人ひとり違うように、同じ健康な人でも検査数値には個人差があるため、ここまでが正常、ここからが異常、と簡単に線を引くことができません。そのため、代わりに健康と思われる人の検査数値の大部分が含まれる「基準範囲」を定めています。

まず、健康と思われる大勢の人の検査数値を高い順に並べます。そして、上から2・5パーセント、下からも2・5パーセント、あわせて5パーセント除外し、残った真ん中の95パーセントのデータが分布している範囲を基準範囲とするのです。図表13からわかるように、基準範囲の上下に少数ながら健康な人がいて、基準範囲のなかでもはずれに近いところは健康な人とそうでない人が混ざっています。つまり、検査数値が基準範囲からはずれていても健康なこともあれば、基準範囲に入っていても健康でないこともあるのです。

以前は正常値とか正常範囲という言葉を使っていましたが、正常値というと、少しでもはずれたら正常ではない、つまり病的な状態だという誤解を与えるおそれがあります。そのため最近は、基準値または基準範囲と呼ぶようになりました。

基準範囲については、もうひとつ注意点があります。「健康と思われる人」の定義は明確に決まっていませんが、現在進められている基準範囲の見直し作業では、「一般的な検査で異常が何もなく、飲酒は1日1合以下で、喫煙しない人」としています。この意味は、こういう人であれば、検査数値がこの基準範囲におさまっていたら健康と考えてほぼ間違いない、ということです。他に異常がある人、病院で治療を受けている人、1日1合以上飲酒する人、喫煙している人にはあてはまりません。こういう人の検査数値は慎重に判断する必要があるので、B判定でも受診をすすめられることがあります。

## 2．将来病気になる危険性から決める

病院での診断や治療の指針として使う診断基準は関連する各学会が決めたもので、この数値を超えたら病気になる人が増えるという統計結果をもとに、各学会が決めています。こちらも、これより低ければ正常、高ければ病気というわけではないことに気をつけてください。

## 3．化学的性質にもとづいて決める

健診や人間ドックの項目でひとつだけ、この数値を超えたら問題あり、と、はっきり線を引けるものがあります。痛風発作でおなじみの尿酸値です。名前に尿という字が入っていますが、血液検査で調べます。

尿酸は、一定の濃度を超えると血液に溶けていられなくなって、関節や腎臓のなかで大きな結晶をつくります。コーヒーに砂糖をたくさん入れると、溶けきれずにカップの底に沈殿しますね。あれと同じです。この結晶が関節のなかにできれば痛風発作が起き、腎臓にたまれば腎臓結石の原因になります。

尿酸が血液に溶けていられる濃度は化学的に決まっていて、1デシリットルあたり7・

0ミリグラムまで。この濃度を超えると結晶ができ始めます。そのため尿酸の基準値は7・0ミリグラムと決まっているのです。

## ◆なぜ、医療機関ごとに判定が異なるのか

転勤や引っ越しにともなって、それまでと違う医療機関で健診を受けたときに、あっと驚くことがあります。

「あれ、数値は同じくらいなのに判定が違うぞ。基準もちょっと違ってないか？」

そうなのです。健診を実施する医療機関によって判定が4段階だったり5段階だったり、はたまた9段階だったりするうえに、基準値が異なることもあります。この背景には何があるのでしょうか。

まず判定区分の違いを見てみましょう。図表14をごらんください。向かって左は日本人間ドック学会が掲げる判定区分です。人間ドックだけでなく、会社などでおこなわれる通常の健康診断でもこの判定区分を使うことがあり、治療中を含めて全部で5段階になっています。ここではA判定が異常なし、B判定は軽度異常で、C判定が経過観察と生活改善です。人間ドックは検査項目が多いので、医療機関によっては独自にもっと細かい判定区

## 図表14　判定区分の例

人間ドックなど

| 区分 | 判　定 |
| --- | --- |
| A | 異常なし |
| B | 軽度異常 |
| C | 要経過観察・生活改善 |
| D | 要医療<br>D１要治療・<br>D２要精検 |
| E | 治療中 |

健康保険組合の健診など

| 区分 | 判　定 |
| --- | --- |
| A | 異常なし |
| B | 経過観察 |
| C | 再検査<br>要精密検査 |
| D | 要治療 |

地域の特定健診など

| 区分 | 判　定 |
| --- | --- |
| 1 | 正常 |
| 2 | 要注意 |
| 3 | 要観察 |
| 4 | 治療中 |
| 5 | 要精検 |

健診を実施する医療機関によって判定区分が異なることがある

分を使うところもあります。

　真ん中は、おもに会社で健康保険に加入している人向けの判定区分です。こちらは全部で4段階で、先ほどの判定区分との最大の違いはB判定が経過観察で、C判定は要精密検査だということです。ちょっとまぎらわしいですね。本書はこの判定区分にしたがって、B判定を経過観察として書いています。

　そして右は特定健診などで使う判定区分で、A、B、C、ではなく、1、2、3、4、5の5段階になっています。こちらは2が要注意、3が要観察なので、左の日本人間ドック学会の判定区分と似ています。

さらに大きな問題は、健診を実施する医療機関によって基準値が異なることです。さすがに大きく違うことはないものの、同じ検査数値なのに本社で受けたら経過観察、出向先で受けたら要精密検査になることも。

これだけ健康診断が普及し、ノウハウの蓄積があり、医療水準が高くて、几帳面な国民性であることを考えると、基準値が統一できていないのは不思議に思えます。しかし、統一するには、基準値の決め方や測定誤差の問題、縦割り行政の弊害など、解決しなければならない課題がいくつもあるのです。

もちろん行政も医療従事者も、手をこまねいているわけではありません。厚生労働省は基準値、判定値を統一して適正なものにすることを、医療制度改革のひとつと位置づけていますし、まずは、同じ地域の医療機関が協力して基準値を統一しようという動きもあります。学会をはじめ、関係団体も調整に乗り出しました。

多くの問題を抱えながらも、基準値の統一に向けた動きは着実に進んでいます。近い将来、日本全国どの医療機関で健康診断を受けても同じ基準で判定を受けられるようになるでしょう。

## ◆国が変われば体質も変わる。基準値も変わる

テレビのコメンテーターがこんなことをいっているのを聞いたことはありませんか。

「日本の基準値は世界の非常識です」

「基準値を厳しくすることで病人をつくり出し、医者と製薬会社が金もうけしています」

まるでテレビドラマのようですが、そんな陰謀がおこなわれているかはともかく、もし、本当におかしな基準が使われているなら、正さなければならないでしょう。

しかし調べてみると、間違った情報にもとづいて「日本の基準はおかしい」と主張している人もいるようです。一部の新聞、週刊誌、インターネットサイトでよく見かけるのは中性脂肪の基準値に対する批判です。日本では中性脂肪に関する保健指導の基準が150ミリグラムで、日本循環器病学会のガイドラインも150ミリグラムまでに抑えることを目標としています。これに対して、「米国では1000ミリグラムを超えたら異常と判断している。日本の基準は厳しすぎる」と主張しているのですね。

しかし、日本の厚生労働省にあたる、米国保健福祉省に属する米国国立衛生研究所（NIH）は「国家コレステロール教育プログラム」のなかで、中性脂肪は150ミリグラムまでが正常、199ミリグラムまでが境界域、それ以上は高いとしています。日本の基準値

と変わりません。1000ミリグラムを超えたら異常という記載は見つかりませんでした。

このような勘違いは別として、欧米の基準値と日本の基準値が違うことは、実はめずらしくありません。**それは日本人と欧米白人は体質が違う**からです。生まれ持った遺伝子も違えば、生活環境、生活習慣も大きく異なることで、同じ病気でも原因や進行の仕方が違うことがよくあります。

たとえば欧米は心筋梗塞による死亡率が非常に高いのですが、日本は昔から世界で最も心筋梗塞が起きにくい国のひとつです。心筋梗塞による死亡率は欧米の10分の1から5分の1しかありません。この逆に、日本は世界で最も脳出血の発症率が高かった時代がありました。また、これまで見てきたように、インスリンが少なく、内臓脂肪がたまりやすいけれど、動脈硬化が進みにくい。これは氷山の一角で、日本人と欧米人の違いをあげるときりがないほどです。そのため海外の基準値をそのまま導入することができず、日本で独自に基準値を定めています。

健診項目でいうと腹囲がそうです。

・日本の基準値　男性85センチ、女性90センチ
・米国の基準値　男性約102センチ（40インチ）、女性約88センチ（35インチ）

メタボリックシンドロームが注目を集めるようになってまだ日が浅く、日米両国とも基準値の検討を続けています。そのため、この数値は将来変わる可能性がありますが、現在の基準値を見ると、大きな違いがあるのがわかります。

日本の基準値は男性のほうが女性より厳しいですね。米国はその逆です。男女の体格差を考えると、男性のほうがゆるい米国の基準が自然に思えるかもしれません。

しかし日本の基準には理由があります。腹囲を測定するのは、体にどれくらい内臓脂肪がついているか推測するためです。ところが欧米人は、どんなに肥満していても大部分が皮下脂肪で、内臓脂肪があまりつきません。そのため日米の男性の基準をくらべると米国の基準はかなりゆるく、体格の違い以上の差があります。そして同じ日本人でも、女性は内臓脂肪がつきにくいので、女性の基準は男性よりゆるくなっています。体質が違えば基準も違うということです。内臓脂肪の測定方法についてはこのあと改めて考えましょう。

日本と海外で基準値が異なる理由はもうひとつあります。使う目的の違いです。日本は健康診断が普及しているので、医学的に病気かどうか判定するための診断基準とは別に、生活習慣を改める目安としての基準値があります。これに対して、欧米で基準値といえば診断基準をさします。**「基準値」と同じ名前で呼ばれていても、使う目的が違うものを単**

**純に比較することはできません。**

### ◆子どもと高齢者、男性と女性…同じ基準値でいいのか

先に基準値の決め方を説明しましたが、どんな決め方をするにしても頭が痛いのが、成長期にある子どもと、高齢者の扱いです。

子どもは発育段階ごとに細かく基準範囲を定め、個人差を考慮して柔軟に適用するのが理想です。しかし実際には、新生児、乳児、幼児、学童などの大きな分類しかありません。また高齢者は、同じ年齢でも健康状態のばらつきが大きすぎて、基準範囲を決めること自体が困難です。

さらに、**現在使われている基準値の大部分が性別を考慮していません。**男女の区別があるのは、腹囲の他に赤血球数と血色素（ヘモグロビン）量くらいです。これ以外は**ひとくくりに「成人」とした基準値しかなく、19歳の新入社員も76歳の会長も、健診を受けると同じ基準で判定されています。**こんなことになっているのは、年齢や性別ごとに基準値を定めようとすると膨大なデータを検討する必要があり、これまでは十分にデータをそろえて分析することが難しかったからです。

専門家委員会が再検討を進めている新しい基準範囲は、この点にも配慮したものになっています。体内でのコレステロールの合成と分解は女性ホルモンの影響を受けるので、総コレステロールとLDLについては男性と女性に分けたうえで、女性は年齢を30～44歳、45～64歳、65～80歳の3つのグループに分けて、それぞれに基準範囲を示す予定です。

### ◆腹囲測定は脂肪の量を「推測」している

第3章で、標準体重を計算するのに体格指数（BMI）を使いました。BMIは身長と体重をもとに肥満の程度を示す国際的な尺度です。このBMIも日本と米国で基準が少し違い、日本では25以上を肥満とするのに対して、体格が異なる米国では30以上が肥満です。

健診でも日常の診療でも活用されていますが、残念ながらBMIには欠点があります。メタボリックシンドロームで重要な役割を果たすのは内臓脂肪です。ところがBMIは、内臓脂肪も皮下脂肪も区別なく計算しています。また、内臓脂肪はわずかに増加するだけで血糖値を上げ、血圧を上げ、動脈硬化を進めますが、なかにはBMIが25未満の適正体重でも内臓脂肪がしっかりついている人がいるのです。

この状態を**「隠れ肥満」**といい、成人女性の5人に1人が隠れ肥満という報告もあります。見た目はスリムなだけに本人も安心してしまいがち。ＢＭＩだけでは内臓脂肪の状態を評価できないということです。

そのためメタボ健診では、ＢＭＩを計算するだけでなく、巻き尺でおなかまわりを測って内臓脂肪の量を推測しています。内臓脂肪型肥満の正式な診断基準はこうです。

「おへその高さで水平に切った断面で内臓脂肪が１００平方センチ以上あるものを内臓脂肪型肥満とする」

腹部ＣＴ検査をおこなえば、おへその高さの断層画像をもとにコンピューターを使って内臓脂肪の面積を正確に計算できますが、これを全員に実施するとなると時間も費用もかかります。放射線被曝《ひばく》を心配する人もいるでしょうし、農山村には撮影装置がありません。

そのため、多くの人の測定値をもとに検討したところ、腹囲が男性で85センチ、女性で90センチあると、おへその高さで切った断面の内臓脂肪がだいたい１００平方センチになることがわかりました。こうして、健診や日常の診療では、腹部ＣＴ検査のかわりに腹囲を測って内臓脂肪の量を推測すればよいことになったのです。これが、29ページの図表２、メタボリックシンドロームの診断基準にある、

**「内臓脂肪面積　男女とも１００平方センチ以上に相当」**

の意味です。腹囲を測ればよいなら、巻き尺1本でできるので、実に簡単で便利です。**しかし、人が測るのでどうしても誤差が出ます。**この他に腹部超音波検査で内臓脂肪の面積を推定する方法もありますが、こちらも現状では十分信頼できるデータが得られるとはいえず、課題がいくつもあります。

このような状況のなかで、近年、開発が進んでいるのが内臓脂肪計です。体に弱い電気を流して内臓脂肪の量を測定する装置で、最近発表されたものはベルト型をしています。これをおなかに巻くだけで検査は数分で終了し、その場で結果がわかります。放射線は使いません。この内臓脂肪計を試験的に使ってデータを集め、信頼できる検査と認定されれば、健康診断や病院の診療で広く使われるようになるかもしれません。

## ◆「コレステロールが高めのほうが長生き」の真偽

現在、日本人の死亡原因の第1位は悪性新生物（がん）、第2位が心疾患、第3位が肺炎で、第4位が脳血管疾患です。心疾患は心臓病のことで、その代表が心筋梗塞と狭心症。脳血管疾患は脳の血管が関係する病気をさし、本書では脳血管障害と表記しています。脳梗塞と脳出血が代表です。

心臓病と脳血管障害は発症に動脈硬化が大きくかかわっており、動脈硬化による病気として第2位と第4位を合わせると、第1位のがんによる死亡者数に近づきます。つまり動脈硬化は、がんとならぶ日本人の二大死因ということです。

この動脈硬化の発症に深く関係するのがLDL、HDL、中性脂肪であることから、健康診断でも診療の場でも、LDLと中性脂肪は低く、HDLは高いほうがよいと考えられてきました。日本動脈硬化学会による診断のためのガイドラインは、LDLが120〜139ミリグラムなら境界域、140ミリグラム以上は高LDL血症としています。そして特定健診で保健指導をおこなう目安はLDLが120ミリグラム以上、受診をすすめる目安は140ミリグラム以上と、これに合わせたものになっています。

それが2010年になって、驚くような見解が出されました。日本脂質栄養学会という別の学会が、独自の調査にもとづいて、

「LDLが男性で100未満、女性で120未満のグループは死亡率が高い。特に肺炎や、がんによる死亡が多い」

と報告したのです。「コレステロールは低くてもいけない」というのですが、これを拡大解釈して「少し高いくらいのほうが長生きする」と主張する人があらわれました。日本

動脈硬化学会はこれに反論し、大きな論争になりました。

日本脂質栄養学会のデータを見るかぎり、報告内容に間違いはありません。しかし結果の解釈に問題があります。これだけでは因果関係がわからないのです。つまり、

「ＬＤＬが低いことが原因で死亡率が上がった」

という解釈もできれば、

「もともと死亡率が高いグループだったからＬＤＬが低かった」

という解釈もできるということです。

理屈で考えると後者の可能性が高いと思います。血液中のコレステロールの70〜80パーセントは体内で合成されており、重い病気や加齢により体が弱ると、コレステロールを十分合成できなくなって数値が下がります。この調査は約２万６０００人を対象に実施したということですが、どういう基準で参加者を選んだかはっきりしません。がんをはじめとする重い病気で体力が落ちた人を含めて実施されていたとしたら、当然ながらＬＤＬの数値が低い人たちは死亡率が高くなるでしょう。コレステロールの数値と死亡率の関係について正確な結論を出すには、科学的にもっと厳密な調査をおこなう必要があります。

コレステロールが基準値より高くても長生きする人はいると思いますが、一部の人が主

張するように「高めのほうが長生きする」ことを示す信頼できるデータは現在のところ見当たりません。

では逆に、実際に長生きしている人のＬＤＬはどのくらいでしょうか。

数百人の百寿者を対象に実施した調査によると、ＬＤＬが１２０〜１４０ミリグラムの人が一番多く、１６０以上の人はおらず、１００未満の人もわずかでした。特定健診であれば、１２０〜１４０ミリグラムだと保健指導の対象にはなるものの、経過観察になるかどうかの境目です。その意味では、「ほんの少し高めのほうが長生きする」といえなくもありませんが、１６０以上の人はいなかったのですから、本当に高くてはいけないということです。

ただし、百寿者の皆さんが若かった頃に数値がどれくらいだったかはわかりませんので、この結果は参考にとどめてください。

## ◆血圧は変化する。家庭でも正しく測定を

では血圧はどうでしょう。血圧が高い状態が続くと、はっきりした自覚症状がないまま、脳、心臓、腎臓などの血管で動脈硬化が進み、脳出血、脳梗塞、心筋梗塞に代表される循

環器疾患による死亡率が高まります。

……という話は常識のようになっています。ところがその一方で、こんな主張が根強く存在します。

「いや、年を取ったら血圧が上がるのはあたり前だ。びっくりするほど血圧が高くても長生きしている人がいる」

さらには先ほど出てきた〝陰謀論〟もあります。

「基準値を厳しくすることで、治療しなくてよい人にまで薬を飲ませているのではないか」

日本高血圧学会のガイドラインは、高血圧の診断基準を収縮期血圧が140ミリ以上もしくは拡張期血圧が90ミリ以上とし、すでに治療中の人はこの数字まで下げるのが理想としています。この基準は米国ならびに欧州のガイドラインと共通で、日本だけが特別に厳しい基準を使っているわけではありません。

では、「年を取ったら血圧が上がる」という、加齢による影響をどう考えたらよいでしょうか。年齢を重ねると血管の老化にともなって動脈が硬くなるので、血圧がある程度上がるのは確かです。図表15は、第1章で見た図表1のデータを年代別に分析したものです。30～64歳のグループとくらべて、75歳以上のグループはグラフの傾きがゆるやかで、血圧

## 図表15　血圧と、循環器疾患による死亡率の関係

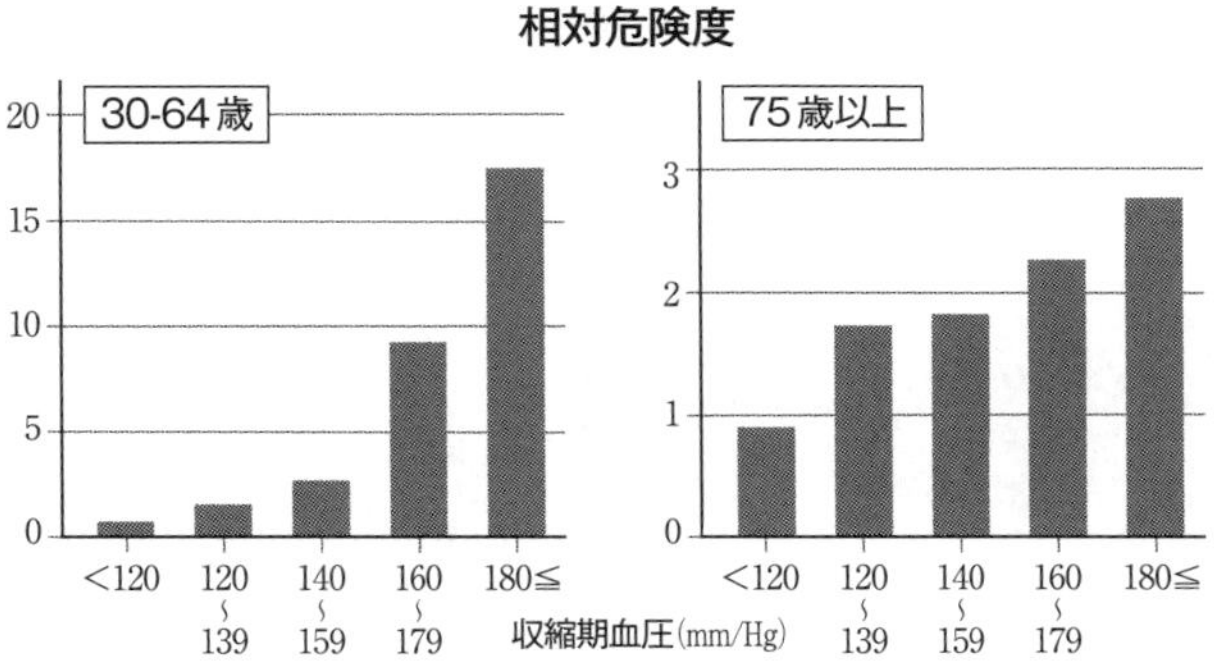


(NIPPON DATA Research Group. Impact of elevated blood Pressure on mortality from all causes. cardiovascular diseases,heart disease and stroke among Japanese:14year follow-up of randomly selested popularion from Japanese --Nippon Data 80.J Hum Hypertens 2003;17:851-857.より)

縦軸は循環器疾患による相対的な死亡率、横軸は収縮期血圧で、収縮期血圧の高さにより参加者を５つのグループに分けて比較。後期高齢者は血圧が上がっても死亡率の上昇が小幅にとどまっている

が上がっても死亡率の上昇が小幅にとどまっているのがわかります。

　各国のガイドラインは、いずれもこの点を考慮しており、たとえば日本のガイドラインは、75歳以上の後期高齢者については、血圧を下げる目標が収縮期血圧１５０ミリ未満で拡張期血圧が90ミリ未満となっています。高齢者も血圧は低いに越したことはないけれども、若い世代よりは高くてもかまわないということです。

　コレステロールと同じく、血圧が高くても長生きする人はいますが、あくまでも例外です。これはおそらく、生まれ持った体の違いによるものです。加齢にと

もなう体の変化については世界中で研究と調査が続いており、今後、これらの基準が変更される可能性もあります。

なお、経過を見るために自宅で血圧を測るときは以下のことに気をつけてください。

**・家庭と診察室では基準が違う**

診察室では収縮期血圧140ミリ以上もしくは拡張期血圧90ミリ以上を高血圧と判断しますが、家庭で測る場合は収縮期血圧135ミリ以上もしくは拡張期血圧85ミリ以上を高血圧と考えます。家庭ではリラックスするため血圧が下がるのが普通だからです。

**・決まった時間に2回測って平均する**

血圧は生活リズムに合わせて変動しますので、毎日決まった時間に決まった場所で測定しなければ比較することができません。朝起きて排尿してから1時間以内に測るのがよいといわれていますが、夜でもかまいません。2回測って、その平均を記録しましょう。

**・正しく測定する**

最近はいろいろなタイプの家庭用血圧計が販売されていますが、どれについてもよく聞くのが、「買ってみたけど、ああいうやつっていい加減だねえ。数字がおかしいよ」という不満の声です。しかし話を聞いてみると、明らかにまちがった測り方をしている人が少なくありません。まず使用説明書をきちんと読んで、正しく装着して測定してください。

## ◆つらいバリウム…でもレントゲンだからわかることもある

「半年くらい前に風邪をひいて、近所の病院でレントゲン検査しました。今日撮影しても大丈夫ですか」

こんな質問を受けることがあります。放射線被曝の心配をされているのです。数年前に原子力発電所で事故が起き、改めて放射線の危険性が大きく取り上げられたことも影響しているのでしょう。

通常の健康診断の項目で放射線を使うのは胸部X線検査だけで、検査項目が増えると胃部X線検査や乳房マンモグラフィー検査が加わります。いずれの検査も、画像を十分読みとることができる、ぎりぎりの放射線量しか使いません。また、撮影装置のデジタル化が進んだことで、胸部X線検査であれば、条件によっては以前の10分の1以下の放射線量できれいな画像が撮れるようになりました。

そもそも、原子力発電所の事故で問題になった放射線と、X線検査で使う放射線には根本的な違いがあります。事故のニュースで、「発生した放射線量はX線写真何枚分でした」

という表現を使っていましたが、この表現はおかしいのです。発電所の事故では、放射線を出す放射性物質が細かいチリのようにまき散らされました。このチリを吸い込んだり、飲み込んだりすると、放射性物質が体から出ていくか、自然に分解するまで、体内で放射線を浴び続けることになります。

しかし、X線検査室やレントゲン車に設置されているX線撮影装置には放射性物質は入っていません。では、どこから放射線が出てくるのかというと、機械を使って瞬間的に発生させているのです。近年は最新式の装置が次々に登場していますが、基本的には真空のガラス管のなかで電子を高速で金属にぶつけることでX線を発生させ、これが患者さんの体を通り抜ける一瞬のタイミングに合わせて写真を撮影しています。患者さんの体内に放射性物質が残ることはありません。このように原発事故で出る放射線と、病院で使うX線は、同じ放射線の仲間でも人体に影響を与える形がまったく違います。

とはいえ、X線検査が体に与える影響は完全にゼロではありません。それでも検査をおこなうメリットはあるのでしょうか。

レントゲン車による巡回検診が始まったのは、1940（昭和15）年頃のことです。目的は結核の発見でした。結核は、現在もなお、過去の病気ではありませんが、今の時代に健診で胸部X線検査を実施するおもな目的は肺がんを含む肺の病気の発見です。しかし直径2センチ未満の早期肺がんについては、胸部X線検査による検出率は胸部CT検査の5分の1といわれ、胸部X線検査は肺がんによる死亡率を下げるのには役に立たないという報告が米国でも日本でも出ています。そのため、健診における胸部X線検査の実施を見直してはどうかという指摘もあります。

しかし健康診断は、一見、健康な、大勢の人を対象におこなう「ふるいわけ検査」です。実施できる施設の数や費用の面から考えると、CT検査を全員におこなうのは現実的ではありません。またCT検査には、使用する放射線量が多いという問題もあります。

これに対して胸部X線検査は、CT検査にはかなわないにしても、デジタル化によって以前よりははるかに多くの情報を得られるようになりました。日本人間ドック学会の資料によると、2014年に調査対象施設で胸部X線検査を受けた297万人のうち、611人から肺がんが見つかっています。また、大動脈瘤《りゅう》、肺気腫、肺の感染症、サルコイドーシスなども発見できることを考えると、現状においては胸部X線検査を健診項目から除外すべきではないと思います。

では胃部X線検査、正式には上部消化管造影検査はどうでしょうか。健診センターで、こんなことを聞かれることがあります。

「近所の病院で胃カメラをやってもらうから、バリウムはしなくてもいいですよね？」

バリウムは苦しいし、あとでお通じの心配もある。放射線だって浴びるはずだ。どうせ異常が見つかれば胃カメラを飲むんだから、それなら最初から胃カメラをやってもらえば確実だし安全だ。これは一石二鳥、いや三鳥ではないか！　というのです。

胃内視鏡検査、いわゆる胃カメラは、胃の粘膜を直接観察して、胃がんを早期に発見できます。内視鏡の進歩によって、以前とは比較にならないほど楽な検査になっており、戻しそうになる感覚がないばかりか、検査中に患者さんがしゃべることすら可能です。

一方の胃部X線検査では、飲み込んだバリウムが口から食道、胃、十二指腸へスムーズに流れていくか、通りにくくなっているところはないか観察できます。**胃粘膜の病変を見つける能力は胃内視鏡検査に劣りますが、食道、胃、十二指腸の形の変化を見たり、病変の位置や広がりを大きくとらえたりすることは胃部X線検査にしかできません。**そのため、内視鏡検査がどんなに進化しても、胃や大腸の手術の前には、今も胃部X線検査ないし大腸（注腸）X線検査をおこなうのが基本です。

特に問題になるのがスキルス胃がんです。スキルス胃がんは胃がん全体の1割を占め、通常の胃がんより進行が速く、死亡率が高い特殊ながんです。胃の粘膜表面にはあまり変化が起こらず、胃の壁のなかにしみ込むように広がるので、胃内視鏡検査では、なかなか見つけられません。しかし、胃全体が変形することから、胃部X線検査のほうが発見しやすいといわれています。

**それぞれの検査に得意不得意がある**ので、胃内視鏡検査だけに頼って胃部X線検査をまったく受けないのは危険です。もうひとつの乳房マンモグラフィー検査については、このあと取り上げます。

## ◆こんな検査をプラスすればさらに安心

通常の健康診断で調べるのは最低限必要な項目だけです。せっかくの機会ですから、可能であれば検査をいくつか追加することをおすすめします。

### ・腹部超音波検査〈毎年〉

超音波検査は、高い周波数を持つ音を体にあてて、内部を画像化する検査です。放射線は使わず、痛みはまったくありません。

健診でよく見つかるのは、肝臓や腎臓に液体が入った小さな袋ができる肝嚢胞と腎嚢胞、そして胆嚢ポリープ、脂肪肝です。また、肝臓、腎臓、膵臓、胆嚢の腫瘍、炎症、さらに腎結石、胆嚢結石などの石も発見できます。

**・脳ドック〈最初の検査で異常がなければ5年おき〉**

脳ドックは、脳腫瘍、脳梗塞などの脳の病気を見つけるためのMRI検査と、脳動脈瘤の有無などを調べるMRA検査、脳へ血液を送る血管の、壁の硬さと厚さを調べる頸動脈超音波検査などがセットになったものです。いずれも横になっているだけで終わります。

ただし、「最近頭痛がひどい」とか「めまいがする」などの明らかな自覚症状がある人は、脳ドックを受けるのではなく、直接、神経内科か脳神経外科を受診してください。

**・動脈硬化検査〈3年に1回〉**

動脈硬化検査のうち、最も広くおこなわれているのが血圧脈波検査です。心臓足首血管指数（CAVI）と上腕足首血圧比（ABI）を算出し、大動脈の硬さや、動脈硬化で血管が狭くなっていないかを調べます。5～10分で終わり、痛みはありません。この検査で、およその血管年齢が推測できます。

また、頸動脈超音波検査をおこなうこともあります。脳ドックで実施するのと同じ検査で、痛みはなく、15～30分で終わります。

### ・骨密度検査〈女性は40代、男性は50代になったら3年に1回〉

骨の強さは、骨の量である骨密度と、骨の質である骨質の２つで決まり、健診や人間ドックで調べるのは骨密度です。人さし指の骨に放射線をあてる測定法が一般的です。かかとの骨に超音波をあてる方法もありますが、こちらは正確さがやや劣ります。

### ・前立腺がん検診〈血縁者に患者がいれば40代から、いなければ50代から毎年〉

前立腺がんは、男性だけにある前立腺のがんです。食生活の欧米化によって急激に増えており、２０２４年には日本人男性で最も発症率の高いがんになると予測されています。

健診でおこなうのはＰＳＡ検査で、血液を採取して前立腺特異抗原という物質の量を調べます。

**・乳がん検診〈できれば毎年、少なくとも2年に1回〉**

乳がんは、他のがんとくらべて若い世代に多く、30代から発症が増え始めます。

乳房マンモグラフィー検査と超音波検査があり、それぞれ一長一短があります。マンモグラフィー検査は50歳以下の女性の小さながんが写りにくく、超音波検査は、良性の変化を異常と判定する確率が高いといわれています。両方受けるのが理想ですが、1年おきに交互に受ける手もあります。

**・子宮がん検診〈30歳から65歳まで、前回異常がなければ3年おき〉**

子宮がんには子宮頸《けい》がんと子宮体がんがあり、健康診断や人間ドックで受けられるのは子宮頸がんの検診です。専用の器具か綿棒で子宮の入り口を軽くこすって細胞を採取するだけの検査です。検診で早期発見できれば、がんとしては簡単な治療ですみます。

# おわりに

私が初めて健診の仕事をしたのは約20年前、バブル経済の崩壊が進む時代でした。その後、日本は長期にわたる不況をくぐり抜け、ようやく回復のきざしが見えています。しかし、時代が変わっても、健診センターの診察室で聞かれる質問は変わりません。

「この数字、なんで下がらないんでしょう」

いったい何がいけないのでしょうか。

健診の仕事に長く取り組む先生は決して多くありませんが、私は予防医学の考え方にひかれ続けました。病気の種を取り除くことができれば、病気で苦しむ人がいなくなり、誰もが健やかに、満ち足りた人生を送れるようになるからです。

やがて内科医として病院でも働くようになると、いっそう予防の大切さが身に染みました。特に生活習慣病の患者さんを診察していて思うのは、毎年健診を受けているのに、ほとんどの人が結果を活かせていないということです。健診結果は、早くから、隠れた病気のサインを知らせていたはずです。せっかく健康への道が開かれていたのに、A判定がB判定、C判定に進むのをみすみす見逃してしまう。また、薬を使うようになっても生活習慣を変えようとしない人がいます。これでは効く薬も効きません。本当にもったいないことです。

健康のうちに天寿をまっとうできるかどうかは、30代から50代の働きざかりの時期をどう過ごすかで決まります。しかし、この世代は目の前の仕事や家事に追われ、健診結果を深刻に受けとめない傾向があります。「酒を控えればいいんだろう」「自覚症状がないから、いいか」「数値が多少アレでも心配ないって、テレビでいってたな」「家で血圧を測ると正常だから大丈夫」……言い訳はいくらでも浮かびます。

その一方で、自分なりに努力している人も不安な気持ちを抱えています。さまざまな健康法や、健康に良いとされる食品を試しても、数値が思うように下がりません。次第に嫌になって、「気にしすぎるのはやめよう」と、あきらめてしまう人もいるようです。

でも、こんなことになっているのは、あなたの心が弱いからでも、飽きっぽいからでもありません。健診結果の活かし方がよくわかっていなかっただけなのです。合理的で、効果が確かめられている方法を、目標を立てて実行し、途中経過を評価しながら、必要に応じて修正を加える。これをくりかえすことで、確実に目標に近づくことができます。ここでの目標は、もちろん、結果表に散らばるB判定をA判定に戻すことです。

大切なのは、「よし、健康になってやろう」と決めること、そして、健診や人間ドックの結果から病気のサインを見つけ出し、健診医や近所の専門医の知恵を徹底的に借りることです。数値が良くなるにつれて体が軽くなり、生活に張りが出てきます。新たな意欲もわくでしょう。本書で紹介する食事や生活習慣を実践すれば、数ヵ月後には検査数値が変わり始めるはずです。正しい努力は報われます。楽しみに続けてください。

最後に、青春出版社の深沢美恵子様、私のエージェントである栂井理恵さん初め、本書の出版にあたり、ご助力くださった多くの皆様に心から御礼申し上げます。

青春新書
INTELLIGENCE

こころ涌き立つ「知」の冒険

## いまを生きる

"青春新書"は昭和三一年に――若い日に常にあなたの心の友として、その糧となり実になる多様な知恵が、生きる指標として勇気と力になり、すぐに役立つ――をモットーに創刊された。

そして昭和三八年、新しい時代の気運の中で、新書"プレイブックス"にその役目のバトンを渡した。「人生を自由自在に活動《プレイ》する」のキャッチコピーのもと――すべてのうっ積を吹きとばし、自由闊達な活動力を培養し、勇気と自信を生み出す最も楽しいシリーズ――となった。

いまや、私たちはバブル経済崩壊後の混沌とした価値観のただ中にいる。その価値観は常に未曾有の変貌を見せ、社会は少子高齢化し、地球規模の環境問題等は解決の兆しを見せない。私たちはあらゆる不安と懐疑に対峙している。

本シリーズ"青春新書インテリジェンス"はまさに、この時代の欲求によってプレイブックスから分化・刊行された。それは即ち、「心の中に自らの青春の輝きを失わない旺盛な知力、活力への欲求」に他ならない。応えるべきキャッチコピーは「こころ涌き立つ"知"の冒険」である。

予測のつかない時代にあって、一人ひとりの足元を照らし出すシリーズでありたいと願う。青春出版社は本年創業五〇周年を迎えた。これはひとえに長年に亘る多くの読者の熱いご支持の賜物である。社員一同深く感謝し、より一層世の中に希望と勇気の明るい光を放つ書籍を出版すべく、鋭意志すものである。

平成一七年

刊行者　小澤源太郎

著者紹介

奥田昌子〈おくだ まさこ〉

内科医。京都大学博士(医学)。大規模健診センターで20年にわたり20万人以上の人間ドック・健康診断を行う。化学メーカー産業医を兼務。医学文献および医学書の翻訳にも従事する。訳書に『身体が見える・疾患を学ぶ解剖アトラス』(メディカ出版)、共訳書に『ジョージィの物語—小さな女の子の死が医療にもたらした大きな変化』(英治出版)などがある。


健康診断《けんこうしんだん》
その「B判定《はんてい》」は見逃《みのが》すと怖《こわ》い

青春新書
INTELLIGENCE

2016年7月15日 第1刷

著者 奥《おく》田《だ》昌《まさ》子《こ》

発行者 小澤源太郎

責任編集 株式会社プライム涌光
電話 編集部 03(3203)2850

発行所 東京都新宿区若松町12番1号 〒162-0056 株式会社青春出版社
電話 営業部 03(3207)1916 振替番号 00190-7-98602

印刷・中央精版印刷 製本・ナショナル製本

ISBN978-4-413-04489-9